Kuji-in Avancé

Approche transformationnelle

par
François Lépine

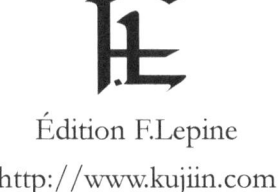

Édition F.Lepine
http://www.kujiin.com

© François Lépine, 2008
Traduit de l'anglais par Simon Lacouline
ISBN: 978-0-9783194-7-2

Je remercie les Maîtres qui m'ont transmis
cette connaissance sacrée.

Je prie afin que vous ayez une expérience bénie au fil de vos
pratiques des puissantes techniques décrites dans ce livre.

- François Lépine

Table des Matières

Histoire et variations 9

Approche Transformationnelle 15
Technique d'invocation 16
La Technique de Respiration d'Air et d'Énergie 17

RIN 19
Philosophie de RIN 19
Technique de RIN 21
Amélioration physique vs spirituelle 23
Une décharge rapide d'énergie 25

KYO 27
Philosophie de KYO 27
Technique de KYO 29
Évolution consciente avec le Kuji-In 31
Un mot à propos de la responsabilité 33

TOH 35
Philosophie de TOH 35
Technique de TOH 38

Transmutation Émotionnelle 41
La Technique de Transmutation 43
Exemple d'Application 47
Responsabilité vs. Culpabilité 50

SHA 53
Philosophie de SHA 53
Technique de SHA 56
La Guérison 59

KAI 63
Philosophie de KAI 63
Technique de KAI 66

Méditation du Kuji-in 68

JIN 71
Philosophie de JIN 71
Technique de JIN 78

RETSU 80
Philosophie de RETSU 80
Technique de RETSU 83

ZAI 85
Philosophie de ZAI 85
Technique de ZAI 90
L'Endroit où l'Humain et l'Esprit se Rencontrent 92

ZEN 94
Philosophie de ZEN 94
Étape 1 94
Méditation fixe 95
Étape 2 97
Technique de ZEN 99

Le Processus de 9 jours de Méditation Kuji-In 103

Le procédé de 63 heures d'auto-initiation au Kuji-in 105

Conclusion: Autotransformation 109

Histoire et variations

La technique des « Neuf sceaux », ainsi que ses enseignements connexes, tire ses origines de la religion indoue alors qu'elle était utilisée initialement par quelques groupes des classes inférieures. Ces techniques mystiques étaient un moyen utilisé par les moines afin d'amener les vertus de l'esprit dans l'expérience mondaine. Les techniques originales n'étaient pas aussi développées que le système que nous connaissons aujourd'hui. Ainsi, cette perspective historique fait référence aux origines du système actuel et non pas la technique des « Neuf sceaux » telle qu'elle existe aujourd'hui. Le Bouddhisme provient de l'Indouisme, et, avec lui, la technique des « Neuf sceaux ».

Les mudras originales demeurent les mêmes que ceux enseignés dans les temps anciens, mais des mantras bouddhistes ont été ajoutés au système afin de l'améliorer. Les mantras originaux étaient en sanskrit. Ce sont des invocations et des célébrations des différents Bouddhas. Le mouvement bouddhiste migra ensuite vers la Chine, où la tradition fut transmise à des groupes hermétiques et ésotériques. Boa Pu Zhi, un sage maître chinois, fut le premier à mettre les 9 mudras sur papier, dans son ouvrage publié autour du troisième siècle avant jésus-christ. Les techniques, ainsi que le Bouddhisme ésotérique, migrèrent vers le Japon, où les mantras furent traduits en phonétique japonaise.

La technique de Kuji-In moderne est composée d'un rituel comprenant les applications traditionnelles des « Trois secrets » bouddhistes (Mudra, Mantra et Mandala). Le véritable secret du Kuji-In réside dans la contemplation de cette philosophie que nous utilisons pour changer notre attitude envers la vie. L'objectif du Kuji-In n'est pas d'acquérir de la force, du contrôle, des pouvoirs de guérison, des capacités de télépathie, etc..... Ce ne sont là que des effets secondaires de la pratique des rituels ainsi que de la focalisation sur la philosophie gouvernante. La plupart des gens apprennent la technique simplement pour atteindre un ou plusieurs de ces effets secondaires puissants. En cherchant à atteindre des buts aussi mondains, leur vision limitée résultera ultimement dans l'atteinte du dixième de ce qu'ils auraient pu atteindre en pratiquant le Kuji-In dans son intégrité. Le véritable sentier du Kuji-In consiste en la quête de la connaissance de la vérité à propos de nous-mêmes. Il s'agit d'une contemplation de principes plus évolués, une application de comportement noble dans nos vies quotidiennes et requiert la capacité mentale de percevoir une connaissance qui ne peut-être étudiée, mais bien révélée. Lorsqu'une révélation se produit, les effets secondaires mentionnés plus haut se manifesteront rapidement et sans effort.

Un maître du Kuji-In transmet ses techniques en vertu de ses propres expériences et de ses propres révélations. Puisque la technique fut transmise oralement à plusieurs groupes différents, par plusieurs Maîtres différents, l'organisation de la connaissance originale demeure la même, mais l'aspect spirituel a évolué quelque peu au fil des années. Ainsi, il n'y a pas de changement majeur dans le système puisque la véritable connaissance du Kuji-In est acquise par révélation et que les différentes techniques de rituel stimulent invariablement l'esprit vers le même objectif, qui est la révélation de la vérité. Tant que la pratique du rituel est appliquée, les effets secondaires se manifesteront éventuellement. Le public en général voit la manifestation de ces effets secondaires comme étant le signe le plus évident de l'atteinte de la maîtrise et croit généralement (à tord) qu'il s'agit l'à des finalités de ces pratiques.

Certains adeptes du Kuji-In préfèrent la méditation et, selon eux, le Kuji-In sert à améliorer la méditation. D'autres Maîtres sont des adeptes d'arts martiaux et, pour eux, le Kuji-In développe les pouvoirs profonds du guerrier. Les sorciers diront qu'ils développent la capacité de manifester des phénomènes magiques. Les paysans et les fermiers diront peut-être que ces techniques sont utiles pour attirer la chance et améliorer les récoltes. Ceux qui spéculent sur ces applications suggèrent en fait qu'il peut y avoir approximativement 4000 différentes écoles qui enseignent ces techniques dans le monde, chacune transmettant la technique avec ses propres variations uniques. Certain Bouddhistes utilisent une danse de Qi Gong avec les 9 syllabes, alors que d'autres s'assoient immobiles pour méditer et utilisent une version allongée des neufs mantras. L'application des principes importe peu. Tant que la philosophie du Kuji-In sert de fondation à la technique du rituel, le résultat désiré sera atteint.

Il est capital de recevoir les enseignements, les techniques et la philosophie du Kuji-In de la part d'un enseignant compétent. Bien que vous puissiez lire les détails techniques de cette pratique dans n'importe quel livre relié à ce système, seules la vision et l'aide d'un enseignant expérimenté mèneront à une compréhension de l'attitude requise pour stimuler le processus de révélation chez l'étudiant. La révélation d'un tel savoir n'est pas quelque chose d'évident et ne peut pas être raisonnée de manière logique à partir de faits connus. Ainsi, un enseignant compétent est quelqu'un qui a déjà expérimenté personnellement le phénomène de révélation intérieure, et ce, à maintes reprises au cours de plusieurs années. Bien que nous puissions également dire qu'un enseignant compétent est quelqu'un ayant appris les techniques par lui-même (cela serait partiellement vrai), nous pouvons également douter de la compétence de ce même enseignant en ce sens qu'il a appris ces techniques UNIQUEMENT par lui-même. En fait, le facteur le plus important lorsqu'il est question de ce genre d'apprentissage réside dans les conseils que le praticien a reçus afin de parvenir à cet état de révélation. Cette connaissance révélée est simplement validée par l'enseignant afin que l'étudiant ne remette pas ses premières expériences en doute. Plus tard, si l'étudiant possède certaines compétences en pédagogie, et s'il a approfondi suffisamment sa compréhension de la technique au fil des ans pour le mériter, il pourra peut-être devenir lui-même enseignant.

Afin de vous aider à reconnaître un bon enseignant d'un enseignant moins doué : un enseignant de Kuji-In compétent doit croire en un concept absolu, soit en la Conscience Suprême, soit en la Vie, soit en Dieu. Il médite souvent et ce depuis de nombreuses années. Il insistera sur l'importance de la philosophie et de sa contemplation (et non pas les niveaux inférieurs d'accomplissement). Il aura une confiance en lui-même très développée, sans toutefois être égoïste. Il sera habituellement en harmonie, mais parviendra à s'accepter totalement même dans les moments de tracas. Il sera un passionné de la vie et vous inspirera. Il exigera un échange pour ses conseils, car il connaît les lois du Karma et de la responsabilité. Un bon enseignant ne se vantera pas de ses compétences. Il aura plutôt tendance à ne pas parler de sa spiritualité aux autres, sauf peut-être ses étudiants. Enfin, et surtout, nous reconnaissons un arbre à ses fruits. Si votre expérience avec un enseignant donné est profitable pour vous, alors vous étudiez auprès d'un enseignant compétent. Lorsque vous êtes absolument sûr d'avoir surpassé la connaissance que votre enseignant peut vous offrir, cherchez une source de savoir plus avancée.

Approche transformationelle

La technique de Kuji-In que vous apprendrez au fil des pages de ce livre est l'approche transformationnelle. Il s'agit d'une technique qui est enseignée depuis des années dans les temples spirituels, de maître à disciple. Bien que la technique du rituel soit pratiquement identique à la tradition japonaise Mikkyo, l'aspect le plus important est la transformation personnelle qui était plus populaire dans les versions bouddhiste, chinoise et indienne. Dans une certaine mesure, cette technique s'adresse à un public large, puisqu'elle provoque une transformation tant pour le guérisseur holistique que pour l'adepte des arts martiaux. Toutefois, seules certaines personnes auront le courage et la discipline d'appliquer la technique et de considérer les aspects philosophiques.

Cette approche de la technique du Kuji-In est directe et ferme. Elle requiert une implication totale et entière de la part de l'individu, qui se doit d'avoir une attitude d'acceptation et d'humilité. Sa pierre angulaire repose sur la transformation de soi tant au niveau physique que mental et spirituel. Nous vous encourageons à bien réfléchir au contenu de chacun des chapitres de ce livre avant de vous aventurer au chapitre suivant. Prenez tout le temps voulu afin de pratiquer et de contempler les styles de vie suggérés.

Technique d'invocation

Les techniques du Kuji-In telles qu'elles seront démontrées devraient d'abord être pratiquées de manière à invoquer, signifiant qu'elles appelleront l'Esprit de façon active et bien vivante, afin que celui-ci puisse devenir disponible à notre conscience d'humain. L'invocation est donc prononcée à voix haute alors que vous respirez activement, le tout pendant que vous bougez; ainsi, une certaine quantité d'énergie est infusée dans chacun des aspects de cette pratique.

Calmement, sans respirer trop rapidement, il est recommandé de manifester votre joie d'être vivant et heureux lors de vos premières pratiques de Kuji-In. Dites vigoureusement les mantras, à voix haute (sans crier). Permettez à votre corps de bouger au rythme que vous choisissez pour vos pratiques, même lorsque vous êtes assis. Vous pouvez également balancer vos mains d'avant en arrière pendant que vous faites le mudra pour ensuite les ramener à la position fixe, devant vous, dans une position confortable pour vous.

Avant d'entreprendre une séance de pratique de Kuji-In, étirez-vous, buvez un peu d'eau, asseyez-vous et commencez la technique de respiration « d'air et d'énergie ». Il est essentiel de faire cette technique avant chacune des séances de Kuji-In afin d'en maximiser l'efficacité.

La technique de respiration d'air et d'énergie

Il se trouve énormément d'énergie libre circulant dans l'air et l'espace qui nous entoure. Cette technique utile s'appelle Prana; elle est aussi subtile que l'air est constamment utilisé par votre corps énergétique. Lorsque vous inspirez, vous aspirez inévitablement de l'air et du Prana par votre nez. L'air s'infiltre dans vos poumons, mais le Prana emprunte un autre chemin. Il circule le long de vos parois nasales et dans vos sinus. Lorsque le Prana atteint le haut votre colonne vertébrale, il s'y divise et la longe de chaque côté. L'air et le Prana empruntent naturellement la voie adéquate lors de vos respirations, sans que vous ayez à faire d'effort ni à vous concentrer. Malheureusement, plusieurs d'entre-nous ont un blocage qui empêche le Prana de se diriger vers sa destination naturelle. Afin de libérer la voie, il est utile d'utiliser la visualisation suivante de concert avec l'exercice de respiration d'air et d'énergie (Prana) :

- En inspirant, visualisez le Prana circulant dans vos cavités nasales, et circulant ensuite dans vos sinus et votre crâne, sous forme d'un flot d'énergie blanche de 2-3" de largeur.

- À partir de là, le Prana se déplace jusqu'à toucher votre crâne pour ensuite le longer et atteindre l'arrière de votre tête, pour ensuite se diviser en deux courants qui descendront le long de votre colonne vertébrale.

- Parvenu au coccyx, le Prana poursuit son chemin jusqu'à votre périnée (la partie molle entre votre anus et vos organes génitaux), endroit où le courant se densifie avant d'entrer par votre chakra de la base.

Que vous en soyez conscient ou non, le Prana utilise cette voie à chaque fois que vous inspirez, ou du moins l'utilise en partie, selon l'état de votre système énergétique. Exercez-vous à faire cette technique de visualisation en même temps que vous respirez, avec clarté, mais sans effort. Ceci aidera le Prana à circuler naturellement dans sa voie naturelle et éliminera tout blocage que vous pourrez avoir développé le long de ces canaux. Vous pourrez éventuellement compléter un cycle complet de Prana sans devoir vous y concentrer. En inspirant, votre corps retient naturellement le Prana, même s'il n'existe pas de valve pour l'empêcher d'être expiré. Ainsi, il continue de circuler le long de votre crâne et du canal que nous venons de décrire, jusqu'au périnée, endroit où il est absorbé par le chakra de la base, et ce, à chacune des respirations. Pour plus d'information concernant ces canaux énergétiques, nous vous suggérons d'approfondir vos recherches sur les canaux Ida et Pingala.

Il est essentiel d'activer une circulation adéquate pour l'air/Prana dans l'ensemble de votre corps afin que tout fonctionne correctement. Lorsque le Prana circule correctement, il nourrit le feu dans le chakra de la base. Le feu dans le chakra de base jaillit telle une flamme et ne s'apaise à son état d'origine qu'après un long moment, même après avoir terminé cet exercice. Nourrir la flamme du chakra de la base potentialise le processus d'éveil au Kuji-In de façon significative. À chaque expiration, seul l'air (chargé de dioxyde de carbone) est expulsé; le Prana demeure à l'intérieur du corps et continue de circuler naturellement sans effort mental de votre part.

RIN

Philosophie de RIN

Vous avez droit à la vie. À chaque fois que vous acceptez de croire que vous n'avez pas le droit de vivre, d'être, d'agir, vous dites à l'Univers que vous préférez être victime des événements de votre vie. Levez-vous, soyez confiant et déclarez votre droit à la vie.

D'un autre côté, ne vous accordez jamais la permission d'agir de manière arrogante, ou d'affirmer que vous êtes meilleur qu'autrui. Si vous faites de telles comparaisons, vous affirmez qu'il existe différents niveaux à ce droit de vivre, ou que certaines personnes ont davantage le droit de vivre que d'autres, ou ont davantage le droit de respirer que d'autres. Lorsque vous faites de telles comparaisons, vous détruisez par le fait même votre propre droit de vivre, d'être et de vous sentir bien dans votre peau.

De temps à autre, nous cédons tous à la tendance de nous dire que nous sommes meilleurs que l'autre. Pourtant, ces pensées erronées renforcent les aspects négatifs de notre égo. Si vous désirez parvenir à la véritable confiance en soi, vous devez abandonner toute tentative de comparaison de la valeur de la vie humaine. Ainsi, vous pouvez très certainement exprimer vos différentes préférences, comme de préférer les pommes aux cerises, ou la couleur rose à la couleur bleue, mais il est capital pour le développement d'une conscience de soi entière de ne jamais juger les autres comme étant moins méritant de vivre que vous.

Seul la Conscience Suprême peut juger les êtres humains et Son jugement est toujours : JE T'AIME !

À partir du moment où vous commencez à vous faire confiance, exercez-vous à projeter cette confiance dans la vie. Répétez-vous : « La Vie prend soin de moi, je fais confiance à la Vie. » Éventuellement, cette petite pratique renforcera votre foi, votre conscience que la Vie prend soin de vous à tout moment, et que vous pouvez laisser aller vos peurs et inquiétudes; vous n'êtes jamais seul et l'Esprit supporte chacune de vos actions. S'il ne le faisait pas, vous cesseriez simplement d'exister.

En fait, en tant qu'être humain, vous n'avez pas de véritable contrôle sur les événements précis qui se produisent dans votre vie, mais vous avez le pouvoir de choisir. En appliquant ces techniques, vous développerez les outils pour influencer l'issue des événements de votre vie, et éventuellement, vous développerez également le pouvoir de manifester les événements de plus en plus en symbiose avec ce que vous voulez qu'ils se produisent dans votre vie. Vous n'aurez toujours pas de contrôle direct sur l'issue de ces événements, vous apprendrez simplement à faire confiance à la vie et avoir la foi. La foi infuse votre corps d'énergie Divine et nourrit toutes autres activités spirituelles.

Technique de RIN

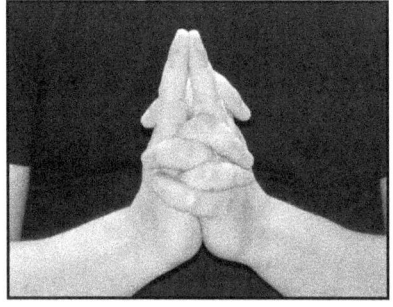 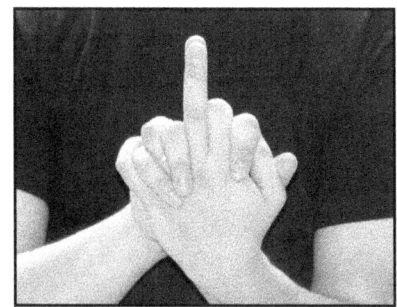

Étendez les deux majeurs et entrelacez tous les autres doigts.

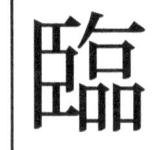

Chakra: Base
Mantra jp: On baï shi ra man ta ya sowaka
Mantra sk: Om vajramanataya swaha

Visualisez une flamme à votre chakra de base, qui croit en brillance à chaque fois que vous inhalez de l'air et du Prana. La circulation d'air et de Prana dans votre corps allume et ventile la flamme. Étrangement, la flamme ne s'éteint pas immédiatement, même après avoir terminé l'exercice; ce procédé semble se maintenir de lui-même. Lorsque vous expirez, vocalisez la prière du Kuji-In trois fois (3). C'est lors de l'inhalation que la flamme jaillit. Visualisez la flamme grandir jusqu'à ce que votre corps en entier soit couvert et rempli de ce feu spirituel. Il s'agit là de la première Clé de RIN. Avec cette technique sacrée, 90 respirations complètes (1 respiration = 1 inspiration et 1 expiration) déclencheront l'allumage de votre corps. Vous pouvez commencer avec 9 respirations complètes (27 mantras), mais pour réellement acquérir le plein potentiel du Kuji RIN, et commencer à parcourir le chemin, vous devrez faire 90 respirations complètes de temps à autre jusqu'à ce que vous ayez complètement maîtrisé la technique et que vous sentiez fortement l'énergie à l'intérieur de vous. Au cours des quelques premières respirations, le feu du RIN grandit simultanément dans le chakra de base et investit le bas de votre corps et vos jambes. Après avoir complété la série, le feu du RIN recouvre complètement votre corps, vos jambes, vos bras et s'étend même quelque peu au-delà de votre corps (environ un pouce au-delà de la surface de votre peau). Une petite quantité de fumée sombre et bleutée peut être aperçue lorsque votre corps s'enflamme les quelques premières fois. Ensuite, vous verrez peut-être une très petite quantité de fumée blanche. Laissez la fumée s'élever d'elle-même, ignorez-la. N'investissez pas d'énergie à vous y attarder.

Amélioration physique vs spirituelle

Vous devez vous défaire de la croyance que le corps physique n'est pas spirituel, ou que l'esprit se trouve dans un endroit ou une dimension quelconque. Nous utilisons les mots physique et spirituel pour décrire différents aspects de notre nature, mais ces aspects existent au même moment et au même endroit, en vous, mais simplement à des niveaux énergétiques différents. Vos corps spirituel, astral, énergétique et physique sont en fait une seule et même chose. Ils se trouvent au même niveau énergétique, différents uniquement au niveau de leur vibration. Ainsi, tout ce que vous faites au niveau spirituel circule naturellement sur le plan physique, que vous le vouliez ou non. Le Kuji-In est donc une technique spirituelle qui produit des résultats puissants sur le plan physique. La technique du Kuji RIN développe les habiletés de générer une circulation d'énergie soutenue, ou même d'intenses décharges énergétiques lorsque nécessaire. Cette pratique améliore votre volonté, votre détermination mentale et même la production électromagnétique de votre système nerveux. Si vous tentez de soulever quelque chose en y mettant un maximum d'effort, votre système nerveux diffuse de l'énergie vers vos muscles afin de leur procurer la force nécessaire. Le système nerveux d'un être humain normal peut procurer environ 30 % de sa bio-électricité aux muscles. Lorsque la technique du RIN est appliquée en totalité, vous pouvez doubler la quantité totale d'énergie, jusqu'à 60%, doublant ainsi votre force. Vous devrez tout de même faire un certain entraînement physique afin d'habituer vos muscles à utiliser de telles charges énergétiques ; une décharge de 100% de l'énergie que vous pouvez produire risquerait d'endommager vos tendons, ce qui n'est évidemment pas le but de cette technique. Certains

Maîtres, surtout des artistes martiaux, s'entraînent au Qi Gong tendineux et osseux. Ils peuvent soulever 800 livres en un instant et donner des coups puissants, parfois même mortels, avec leurs poings.

Si vous pouvez soulever 200 livres, et que vous faites une forme quelconque de renforcement physique (tel le culturisme) pour augmenter votre force jusqu'à 400 livres, vous pouvez utiliser la technique du RIN pour doubler votre force à nouveau à 800 livres. Évidemment, vous ne pourrez y arriver en ne faisant que la technique du RIN pendant quelques heures de temps à autre. Vous devez lui laisser le temps de procurer ses effets au corps. Il s'agit là d'un exemple de son application.

Le RIN a plusieurs autres applications utiles, certaines n'étant pas évidentes pour le débutant. Une chose est sûre, si vous ne développez pas votre efficacité avec la technique du RIN, toutes les autres techniques de Kuji-In souffriront d'un certain manque de puissance. La disponibilité énergétique de ces autres techniques sera simplement insuffisante pour rendre ces dernières utiles. Si vous désirez utiliser ces techniques pour guérir des gens au moyen de la technique SHA, par exemple, la circulation énergétique améliorée par les techniques RIN, KYO et TOH est obligatoire afin que SHA puisse être utilisé de manière efficace. RIN vous donnera la force nécessaire à tous les niveaux parce que votre esprit ne fait aucune différence entre vos niveaux physique, éthéré, astral, mental et énergétique, si ce n'est de leurs différentes fréquences que ceux-ci représentent. Tout ce qui vous constitue n'est qu'une seule et même entité avec un corps physique plus dense, dans les fréquences les plus basses.

Une charge rapide d'énergie

Si vous avez besoin d'une décharge rapide d'énergie, vous pouvez utiliser cette technique simple, une fois que le feu du RIN circule en vous. Cette technique sera absolument inutile pour toute personne ne pratiquant pas le système de Kuji-In que vous êtes en train d'apprendre.

Faites circuler le feu du RIN en vous en 3 respirations et focalisez ensuite une énergie de joie dans votre chakra de base, la diffusant ainsi dans tout votre corps. La joie est la fondation de la vie, et relâcher cette émotion provoquera une décharge énergétique vigoureuse. Ensuite, tendez chaque muscle de votre corps et maintenez cette tension pendant 3 secondes, puis répétez. La joie est la vie, et l'augmentation de l'énergie vitale dans votre système permettra à votre énergie interne de circuler plus vigoureusement. Cette action de « pompage » (tension-détente) sature votre corps d'énergie physiquement disponible. Répétez la séquence plusieurs fois. À chaque répétition, imaginez que vous attirez des vibrations de plus en plus élevées à l'intérieur de votre corps. Imaginez que l'énergie gicle dans votre corps un peu comme le jus d'une orange pressée au-dessus d'un verre remplit ce dernier. Vous vous emplissez de cette délicieuse énergie, nourrissante et satisfaisante. Étirez votre corps, ouvrez grand vos yeux, regardez vers le haut pendant 3 secondes et prenez une graaaaaaaande inspiration. Ensuite, regardez vers le bas et prenez une autre graaaaaaaande inspiration.

Résumé :

Trois (3) inhalations complètes réactivent le feu du RIN dans votre corps. Trois (3) secondes d'action de « pompage » (tendre puis relâcher vos muscles) condensent cette énergie biologique pour la rendre disponible sur le plan physique. Étirez votre corps une fois de plus, gardez vos yeux ouverts, respirez en regardant vers le haut, puis vers le bas. Ne vous détendez pas; après tout : vous voulez plus d'énergie!

KYO

Philosophie de KYO

Pour activer les capacités de la technique KYO, vous devriez contempler les faits suivants :

- Vous recevez de la vie ce que vous y mettez.
- Chaque geste que vous posez a des conséquences.
- Tout ce que vous faites diffuse une énergie qui reviendra.
- Le concept de bien ou de mal n'existe pas, seulement le concept action-réaction.
- Vous êtes responsable de tout ce qui vous arrive.
- Vous êtes le Maître de votre vie.

Une personne doit agir avec bonté et responsabilité pendant une longue période avant que (ce qui semble être) la malchance cesse de se manifester. Il existe également des conséquences qui vous parviennent et qui sont peut-être considérées comme des événements « étranges », qui sont le résultat d'actions de votre subconscient. Vous pouvez croire que vous avez été bon et responsable dans vos actions; cependant, la malchance et les événements fâcheux ne sont pas toujours une punition pour une mauvaise conduite ou le résultat d'actions irresponsables qui se produisent plutôt comme des conséquences de la loi karmique. Parfois, ces événements fâcheux ne sont que le résultat d'actions de votre subconscient, qui peut avoir été provoqué pour manifester ces événements difficiles dans votre vie lorsque vous vivez avec la croyance que vous ne méritez pas de vivre, que vous êtes une mauvaise personne, que vous n'avez aucune valeur, etc. Au lieu de perpétuer ces pensées ainsi que leurs effets destructeurs au niveau de votre subconscient, il est possible d'utiliser ces expériences comme des outils pour transformer votre vie. Vous commencerez ce processus lorsque vous accepterez le fait que vous êtes responsable de tout ce qui arrive dans votre vie, que vous en soyez conscient ou non.

Il peut être difficile de le croire, mais vous êtes réellement le Maître de votre vie. Pourtant, comment pourrez-vous devenir puissant si vous entretenez sans cesse la croyance que les choses dans votre vie sont totalement et constamment hors de votre contrôle; que vous n'avez aucun impact sur les circonstances de votre vie? Afin de prendre conscience de votre véritable nature, vous devez commencer à affronter les apparences qui créent cette illusion. Cette illusion est votre masque physique. Vous devez l'empoigner et lutter contre elle.

Donc, il serait correct de dire qu'il se produit des événements pour des raisons que vous ne comprenez pas, et qu'il existe certainement des énergies et des événements mis en mouvements autour de vous desquels vous n'êtes pas conscient. Cela dit, vous n'êtes pas encore totalement conscient non plus, et vous devez comprendre que vous êtes le véritable Maître de tout ce qui vous arrive, que vous le sachiez ou non. Au début, vous vous sentirez peut-être impuissant face à tout ceci, c'est tout à fait normal. Il est essentiel de reprogrammer votre pensée afin de prendre la responsabilité pour tout ce qui vous arrive. Si vous ne croyez pas cela, si vous ne vous y exercez pas, vous n'obtiendrez pas le pouvoir de manifester ce que vous désirez réellement. Tant et aussi longtemps que vous adopterez la position de la victime et adopterez cette manière de penser, vous blâmerez les autres, les circonstances ou même la vie pour ce qui se manifeste dans votre vie. À partir du moment que vous comprenez qu'en changeant votre attitude mentale vous pouvez produire des effets positifs, les nuisances temporaires peuvent être gérés sans devoir vous abandonner à la victimisation.

Technique de KYO

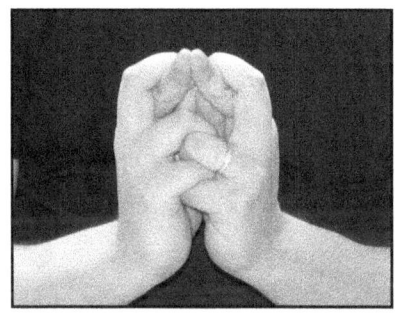 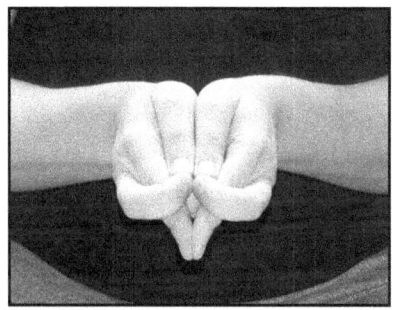

Pointez vos index et repliez vos majeurs par-dessus ceux-ci de manière à ce que le bout de vos pouces leur touche. Entrelacez tous vos autres doigts.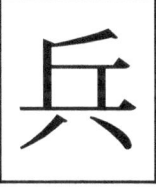

Chakra: Hara/Nombril
Mantra jp: On isha na ya in ta ra ya sowaka
Mantra sk: Om ishaanayaa yantrayaa swaha

La première partie requiert un échange d'énergie entre les corps énergétiques internes et externes au niveau du chakra du nombril (2 pouces en dessous du nombril, à l'intérieur de votre corps). Visualisez une lumière blanche circulant vers l'extérieur dans toutes les directions à partir de votre chakra du nombril en même temps que de l'énergie lumineuse blanche entre en vous par le centre de votre nombril. Le système que nous décrivons ici implique un circuit complet : entrée, circulation d'énergie, et sortie. Cela peut être visualisé comme une sphère unique avec une circulation bidirectionnelle, qui fait saillie de quelques pieds, en dehors de votre corps. Votre nombril intérieur est le centre de la sphère (là où pénètre l'énergie). Vous pouvez visualiser la lumière circulant plus intensément à l'avant et à l'arrière de votre corps, à l'entrée du chakra du nombril (vous pouvez vous l'imaginer comme une porte d'entrée, si cela vous aide). Maintenez la visualisation et la sensation du feu du RIN brûlant partout en vous, mais ne vous y concentrez pas. Concentrez votre attention sur les courants énergétiques entrant et sortant à partir de votre chakra du nombril, qui se densifie en une sphère autour de vous, et un centre énergétique brillant en vous. Visualisez cette lumière blanche circulant en vous et hors de vous, entrant et sortant, purifiant vos échanges d'énergies avec l'Univers. Respirez profondément et détendez-vous. Lorsque vous inspirez, focalisez sur le flot d'énergie qui entre en vous. Lorsque vous expirez, récitez le mantra en entier trois fois.

Évolution consciente avec le Kuji-In

Lorsque vous faites régulièrement la contemplation philosophique expliquée ci-haut, vous commencerez à voir des changements dans votre vie. Nous avons tous de minuscules boules d'énergie qui obstruent un ou plusieurs canaux énergétiques. L'utilisation des techniques de Kuji-In améliorera votre expérience spirituelle en dégageant ces obstructions, une ou plusieurs à la fois. Ce qui obstruait vos canaux sera libéré et retourné à l'Univers. Éventuellement, une partie de cette énergie dispersée peut re-manifester les événements qui ont été responsables du blocage dès le départ, vous offrant ainsi une occasion de régler la situation une fois pour toutes. Ainsi, même si les « bouchons » énergétiques sont libérés dans l'Univers, ils peuvent provoquer la répétition de défis passés si vous n'avez pas maîtrisé la leçon karmique qui leur est associée.

Le Kuji-In est un processus qui vous permet de vous départir des « déchets » de votre expérience humaine. L'effet secondaire de cette libération est que vous devenez plus puissant, mais l'objectif principal demeure toujours l'évolution. Une fois libéré de ces obstructions énergétiques, vous revivrez peut-être certaines de ces situations karmiques, mais elles se manifesteront dans une forme que vous pourrez résoudre promptement, ou encore dans une forme choisie par votre Être Supérieur afin que vous puissiez vivre d'autres expériences. Dans tous les cas, vous deviendrez plus fort. Cependant, le Kuji-In n'est pas une technique qui procure des pouvoirs surnaturels aux humains par simple caprice de leur égo, ni par recherche de pouvoir. Le Kuji-In n'est pas conçu pour survolter votre égo et, dans plusieurs cas, peut être plutôt douloureux pour ceux dont l'égo est fragile : ceux qui se vautrent dans la vanité, avec arrogance ou fausse supériorité. Le Kuji-In déclenche plutôt une expansion de la conscience, qui mène naturellement à l'évolution que nous avons décrite. Au fil de votre évolution, vous découvrirez rapidement que les événements stressants et malheureux que vous souhaitiez résoudre se produisent au contraire plus fréquemment, parfois même se succédant rapidement, l'un après l'autre. Ces événements éprouvants se présentent plus fréquemment afin que vous puissiez évoluer plus rapidement. Si vous ressentez actuellement que vous êtes submergé par la malchance ou par du mauvais karma, prenez le temps de résoudre chacune des situations qui se présentent, une à la fois. Le Kuji-In se veut un facilitateur dans ce processus, vous serez dépassé seulement si vous tentez d'en mener trop large trop rapidement. Développez votre foi et apprenez à faire confiance à la vie avec RIN. Développez une responsabilité personnelle avec KYO. Ceci rendra votre vie plus facile.

Si vous trouvez que plusieurs événements négatifs se produisent dans votre vie, prenez un peu de temps pour faire le Kuji KYO. Contemplez le fait que vous êtes responsable de tout ce qui vous arrive (vous en êtes la cause interne), tout en faisant circuler l'énergie en dedans et au dehors au niveau du chakra du nombril. Même si vous ne connaissez pas la cause interne pour le moment, en vous permettant d'être ouvert au concept que ces événements douloureux proviennent de vous-même, le problème se résoudra bien plus facilement. Si l'événement en question était sur le point de se produire, il y a de très fortes chances qu'il se produise effectivement. Une fois qu'il se manifeste, vous constaterez que vous possédez les outils nécessaires pour le résoudre.

Un mot à propos de la responsabilité

RIN utilise un processus d'augmentation de la confiance en soi et de la foi. Il ne devrait jamais être invoqué pour fuir vos responsabilités personnelles, peu importe les circonstances. Si vous devenez conscient d'un problème et que vous choisissez de l'ignorer sous prétexte que « La vie s'en chargera… » eh bien… la vie va effectivement s'en charger. Vous pourrez peut-être tout perdre et devenir mendiant… mais la vie se sera occupée de vous, selon vos propres instructions. Si vous démontrez un manque de respect pour votre propre valeur par le biais de l'inaction, vous manifesterez encore plus d'inaction et de manque de valeur. Tel que le processus KYO nous enseigne, si vous faites preuve de valeur propre et de responsabilité, vous serez alors responsable de manifester ce que vous désirez réellement (de manière positive). Vous devez agir en accord avec vos désirs.

Pourtant, même si vous travaillez dur afin de mettre ces principes en pratique, si vous ne croyez pas que la Vie prendra soin de vous, agir de manière responsable peut se manifester sous forme de défis constants pour votre sécurité. Même lorsque vous commencez à agir de manière responsable et à faire confiance à la Vie, ce que vous désirez peut prendre passablement de temps à se manifester si vous n'avez pas la foi du RIN ancrée fermement en vous. Ces techniques construisent les unes sur les autres, et la maîtrise d'une technique vous aide à bien réussir la suivante. Donc, une véritable maîtrise signifie d'avoir fermement implanté chacune des techniques dans votre style de vie afin que vos actions responsables vous procure de l'abondance dans tous les aspects de votre vie (si vous avez foi que la vie prendra soin de vous).

Certains appellent ce processus transmutation de karma ; d'autres y font référence en tant qu'une transcendance de l'expérience humaine. J'appelle cela la transmutation émotionnelle, puisque la transcendance se produit au niveau des émotions. Vous pouvez utiliser votre conscient pour investir et absorber le contenu émotionnel ainsi que la signification de vos expériences afin qu'elles deviennent la nourriture qui vous aidera à évoluer.

Une émotion ne peut être transmutée par simple souhait conscient, ou en tentant de s'en départir. Peu importe l'expérience qui vous est donnée de vivre, vous l'avez vécu afin de devenir conscient de vos émotions les plus profondes, pour leur faire face et les intégrer. C'est seulement en devenant conscient de toute la palette de nos expériences émotives que nous pourrons les transmuter et les utiliser pour évoluer. Notre Conscience Supérieure expérimente de façon volontaire (ou nous permet d'expérimenter) ces différentes situations de la vie ainsi que les émotions difficiles qui s'y rattachent, afin que notre âme puisse goûter à la vie dans toute sa splendeur et toute sa misère. Notre Conscience Supérieure nous expose à ces expériences afin que notre conscience d'humain puisse se « réveiller » et devenir consciente de sa propre existence. Ainsi, il ne nous appartient pas de fuir ces expériences, ni, au contraire, de les rechercher activement. La Vie se chargera de nous les présenter. Le processus de transmutation ne peut pas se produire si vous êtes astreint par la peur, les craintes et les inquiétudes. Ces émotions ne mènent qu'à l'évitement des choses. Cette transmutation requiert que nous fassions les premiers pas dans l'apprentissage que la vie nous procure ce dont nous avons besoin, et que nous avons tout ce qu'il faut pour pénétrer, absorber et digérer ces événements afin qu'ils provoquent notre évolution.

TOH

Philosophie de TOH

TOH est le Kuji de l'harmonie, mais pourquoi en est-il ainsi?

À ce niveau, nous vous encourageons à vous concentrer sur votre dan-tian (à l'intérieur de votre ventre) et d'adopter une attitude d'humilité, de tolérance et d'adaptation.

Lorsqu'une force externe vous afflige, vous pouvez résister, créant ainsi un conflit et possiblement une impasse, ou vous pouvez fléchir, adaptant votre forme extérieure à cette force externe, en vous y accommodant. Lorsque vous acceptez le courant de puissance sans résistance rigide, lorsque vous vous adaptez humblement à son courant, vous demeurerez en harmonie.

Pensez à un petit courant d'eau qui tente de suivre son cours entre deux montagnes. Même si un énorme rocher tombait sur la trajectoire du courant, lui obstruant le passage, le courant ne se plaindrait pas au rocher en lui disant : « Enlève-toi de mon chemin! », tentant de déplacer le rocher hors de sa trajectoire. Si la puissance du rocher de demeurer en place est supérieure à la force que l'eau peut produire pour le déplacer, l'eau va tout simplement, humblement, s'écouler sous le rocher, et autour de lui, jusqu'à ce qu'elle finisse par reprendre son cours à nouveau. Même si le rocher tente de nuire à l'eau, l'eau ne le combat pas. Elle demeure en harmonie et continue de circuler naturellement, avec humilité.

Apprenez à tolérer ce qui se passe autour de vous, et si cela semble vous affecter, adaptez humblement votre attitude à ces nouveaux paramètres. À d'autres moments, la force de l'eau est bien supérieure à celle du rocher, mais TOH n'est ni le moment ni l'endroit. TOH est un état d'harmonie qui se maintient grâce à la tolérance, l'humilité et un esprit d'adaptation sans effort.

Si vous laissez tomber une pierre dans un étang, les ondulations s'éloigneront et reviendront. Éventuellement, grâce à la nature souple et adaptable de l'eau, l'étang retournera à un état de calme et de paix, lisse comme un miroir, dans un état d'autocontemplation bien contenue dans son lit terrestre. Ainsi, la leçon de l'eau est de vous contenir de manière paisible et harmonieuse alors que vous vous adaptez à votre environnement. Si vous intégrez bien cette leçon, vous serez toujours en harmonie et aurez toujours d'amples réserves d'énergie.

Ajoutons un détail important ici. Si un train se déplace vers vous, de grâce ne restez pas planté là, croyant avec joie que vous acceptez paisiblement tout ce qui se produit, et que votre corps s'adaptera aux nouveaux paramètres du choc imminent. Le choix sensé est d'adapter votre position physique et de vous enlever du chemin avant qu'il ne soit trop tard. Si la discussion dans laquelle vous vous trouvez (ou près de laquelle vous vus trouvez) devint échaudée ou que quelqu'un s'oppose à vous, adaptez votre niveau de tolérance, argumentez au meilleur de votre habileté, trouvez une solution et posez les gestes nécessaires pour résoudre la situation problématique. L'adaptation ne signifie pas que vous deviez endurer une stupidité persistante; l'adaptation signifie de bouger lorsque nécessaire, modifier votre diète lorsque nécessaire, bouger afin de garder votre corps en santé, et ainsi de suite. L'adaptation ne signifie en rien l'adoption d'une attitude soumise envers le point de vue de quelqu'un d'autre, ou de permettre qu'on vous passe sur le corps avec un train. L'adaptation signifie que vous modifiez votre compréhension et votre point de vue à la situation, et en utilisant le moins d'énergie possible afin de suivre harmonieusement le courant des forces autour de vous, tout en tenant fermement à vos vérités intérieures. Si quelque chose menace votre vie et votre santé, faites tout en votre pouvoir pour les préserver.

TOH Technique

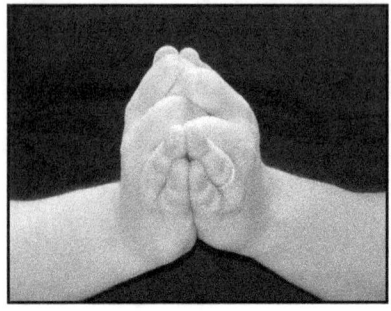
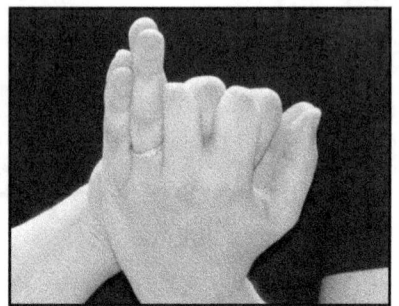

Pointez vos pouces et vos auriculaires tout en entrelaçant vos index, majeurs et annulaires à l'intérieur de votre main.

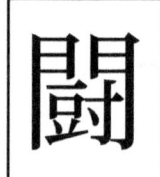

Chakra: Dan-tian, entre le Hara et le Plexus Solaire
Mantra jp: On je te ra shi ita ra ji ba ra ta no-o sowaka
Mantra sk: Om jitraashi yatra jivaratna swaha

Dans votre abdomen, dans vos intestins, se trouve une substance liquide au plan physique et un fluide plasmatique sur le plan énergétique. Ce liquide agit un peu comme l'acide dans une batterie, pouvant amasser et emmagasiner de l'énergie. Toute la région de vos intestins est chargée de ce plasma. Lorsque vous inspirez, l'air riche en oxygène souffle doucement sur le feu de votre chakra de base, provoquant la saturation de tout votre être par ce feu; au même moment, votre abdomen se charge également d'énergie. L'énergie vous envahit de partout et à tout moment, et cette partie de vous amasse et emmagasine constamment cette énergie, telle une pile. Que vous inspiriez ou expiriez, le flot est incessant. Il n'existe aucune limite à la quantité d'énergie que vous pouvez accumuler, et un débordement est même bienvenu. Votre corps saura quoi faire avec cette surabondance d'énergie, alors ne craignez pas de vous charger à bloc. N'employez jamais de force, utilisez simplement votre mental pour visualiser l'énergie entrer en vous et s'accumuler, elle s'accumulera d'elle-même. Votre corps n'a pas besoin de beaucoup d'encouragement pour faire cela, puisqu'il s'agit là de sa fonction naturelle. L'énergie est blanche lorsqu'elle entre en vous et prend une douce teinte dorée pendant qu'elle se densifie en vous, emplissant vos réserves d'une énergie brillante et dorée. N'appliquez aucun effort dans la collecte de cette énergie. Votre corps saura naturellement comment l'utiliser, et il puisera peut-être à même ces nouvelles réserves dès que vous vous rechargez d'énergie (si vous n'êtes pas accoutumé à prendre le temps de remplir vos réserves).

Après quelques minutes, focalisez votre attention sur le fait de remplir vos réserves d'énergie dans votre abdomen. En même temps, isolez-vous du monde extérieur et commencez à vous perdre dans votre corps, comme si vous vous enveloppiez dans un cocon. Placez simplement votre conscience dans votre abdomen, ne vous préoccupez pas de prendre une position particulière. Appréciez simplement le fait de contenir votre conscience à l'intérieur de votre corps et de vous isoler du monde extérieur. Votre centre de gravité se trouve dans votre abdomen. Votre centre vital se trouve aussi dans votre abdomen. Remplissez-vous de vie, contenez-vous vous-même comme étant cette vie.

Il s'agit là de la partie la plus importante de la technique TOH. Sachez que vous êtes la vie. Vous êtes en vous, vous n'êtes pas une simple chose humaine ou un objet mondain, vous êtes la Vie.

Remplissez-vous de ces courants d'énergie et soyez conscient que vous êtes cette énergie qui procure la vie. S'il se trouve une flamme qui circule en vous (disons qu'elle provient de votre chakra de base), alors elle vous recharge de vie en circulant dans votre corps, et vous devenez cette vie de manière consciente. Si l'énergie circule autour de vous et à travers tout votre être, alors elle vous remplit et vous êtes cette énergie. Si vous êtes la vie, alors votre conscience de vous-même, qui vous sature d'elle-même, augmentera sans cesse votre conscience de vous-même en tant qu'être vivant étant lui-même la vie. Soyez en paix, vous êtes la Vie contenue à l'intérieur de vous-même.

Transmutation émotionnelle

La technique de transmutation émotionnelle ne devrait pas être employée de manière excessive. Elle peut s'avérer très exigeante au début, alors ne la faites qu'une ou deux fois afin d'en connaître les sensations. Plus tard, lorsque vous sentirez le besoin d'explorer votre être émotionnel, vous pourrez refaire cet exercice plus souvent. Vous pouvez même attendre plusieurs années avant de le faire plus régulièrement, ce n'est pas réellement important. Un jour, vous ressentirez le besoin d'utiliser cette technique. Lorsque ce jour arrivera, vous doublerez votre efficacité au Kuji-In. D'ici là, plusieurs choses peuvent donner plus de puissance à votre Kuji-In, vous êtes donc totalement libre de préférer une technique plutôt qu'une autre. Il est important d'expérimenter avec toutes les techniques au moins une fois pour ensuite vous concentrer sur la méthode principale du Kuji-In (la combinaison attitude/pratique.)

Maintenant que vous comprenez ce qu'est la confiance en soi et que vous savez comment garder la foi (RIN) ; maintenant que vous êtes responsable de ce qui vous arrive et que vous pouvez activer une expérience évolutive dans votre vie (KYO) ; maintenant que vous savez que vous êtes à l'intérieur de vous-même conscient, vivant (TOH), vous voudrez peut-être savoir comment intégrer toutes ces nouvelles expériences.

Lorsqu'un événement dérangeant se produit et que vous souhaitez y remédier, posez d'abord tous les gestes physiques nécessaires, afin de corriger la situation. Vous pourrez ensuite travailler au niveau émotionnel afin de revivre l'expérience en totalité en utilisant la conscience pour pénétrer l'expérience et l'absorber; ainsi, vous pouvez digérer l'expérience et la transformer, vous affranchissant ainsi du besoin de vivre l'expérience encore et encore. C'est ce que certains enseignants appellent la « transmutation du karma » ou « transcender l'expérience humaine ». Je l'appelle Transmuter l'émotion.

Une émotion n'est pas transmutée en souhaitant volontairement qu'elle parte, ou en tentant de la faire partir. Chaque expérience se produit afin que vous en deveniez conscient; c'est seulement en devenant conscient volontairement de l'expérience dans sa totalité que l'émotion sera transmutée et libérée en tant qu'expérience nouvelle et plus élevée. Nous expérimentons avec les émotions afin que l'âme puisse goûter la vie et que la conscience puisse connaître sa propre existence. Nous ne devons pas fuir ou tenter d'éviter les émotions difficiles ou douloureuses, mains nous ne devons pas intentionnellement provoquer la douleur non plus. Ce processus ne peut avoir lieu si vous écoutez votre voix intérieure qui crie haut et fort sa douleur et sa peur. Vous devrez vous montrer courageux et aller au-delà de vos peurs. Ayez la foi, lâchez prise et ne tentez pas de contrôler la douleur émotive, devenez simplement conscient de l'émotion sans vous y investir davantage.

La technique de transmutation

Commencez la technique de transmutation en choisissant un événement récent qui vous a fait ressentir de la culpabilité ou encore un événement où vous vous êtes senti rejeté. Vous pouvez choisir n'importe lequel de vos souvenirs, qu'il soit récent ou non, tant et aussi longtemps qu'il s'agit d'un souvenir d'une expérience vous ayant fait fortement souffrir d'une manière ou d'une autre. Commencez avec cette situation douloureuse, tout de même supportable, afin que vous puissiez faire le travail émotif tout en demeurant capable de suivre ces trois étapes simples. Souvenez-vous que vous n'avec qu'à comprendre et mettre en pratique ces étapes afin de vous familiariser avec elles.

La première étape (le contact intérieur): Rafraîchissez-vous la mémoire de l'émotion ainsi que de la situation qui y est rattachée. Prenez une profonde respiration et ressentez l'émotion au maximum, sans limite. Elle se trouve dans votre ventre, en vous, et vous pouvez la ressentir de plus en plus. N'amplifiez pas cette émotion au moyen de votre attitude habituelle de victime, plutôt, écoutez-la, ressentez peu importe ce qu'elle fait remonter à la surface pour vous. Goûtez sa saveur, acceptez-en la forme ainsi que la manière dont elle se définie (même si cette définition est différente de celle que vous aviez de la situation en question). Contemplez-la, gardez-la en vous. Soyez en paix et revivez l'émotion le temps de quelques respirations, jusqu'à une minute complète. Soyez en paix. Plus tard au cours de vos entraînements, vous pourrez expérimenter ceci avec des émotions plus fortes encore. Pour l'instant, appréciez la paix et la contemplation paisible du changement positif que vous venez d'opérer.

Parfois, vous ressentirez peut-être le besoin d'extérioriser une émotion afin de libérer un peu de pression interne qui semble s'accumuler. Lorsque ceci se produit (vous ne devriez pas faire cela trop fréquemment), libérez simplement ce que vous croyez qui doit l'être, mais ne perdez jamais le contrôle de l'expérience. Lorsque vous commencez à apprendre ces techniques, il est trop facile de succomber au besoin de se victimiser et de commencer à dramatiser jusqu'à quel point l'expérience est douloureuse. Souvenez-vous que vous n'êtes qu'au commencement de votre entraînement, que vous devez d'abord apprendre à devenir conscient de ces émotions. Lorsque vous sentez que vous êtes incapable de supporter l'intensité d'une émotion, vous pouvez libérer une certaine quantité de pression, ensuite poursuivez le processus. L'objectif n'est évidemment pas de garder cette émotion prisonnière en vous, ou de la camoufler; il s'agit plutôt d'apprendre à libérer l'émotion de l'emprise que vous avez sur elle. Il est donc parfaitement acceptable de faire ce processus en exprimant naturellement et humainement cette émotion. Gardez simplement le contrôle sur l'expérience sans déraper. Respirez au moyen de votre abdomen pendant tout le processus. Ne respirez pas au moyen du haut de votre tronc. Gardez à l'esprit la situation qui a provoqué l'émotion pendant que vous la ressentez.

La deuxième étape (intégration): Entrez dans l'émotion et suivez-la, peu importe où elle vous mène. Respirez profondément et confortablement. Au fur et à mesure que l'air circule dans votre abdomen, votre tâche en tant qu'être conscient est de pénétrer cette émotion et de la laisser vous absorber. Portez attention à toutes les sensations que provoque cette entrée à l'intérieur de l'émotion, qu'il s'agisse de douleur ou de vide, de froid ou de chaleur, de colère, de tristesse, entrez-y et devenez ce qu'elle est. Ce processus d'intégration requiert une fusion consciente de vous et de l'émotion. Vous allez vous permettre d'être enveloppé dans l'émotion; d'être intégré par elle. Pendant quelques minutes, respirez et acceptez, respirez et devenez, respirez et ressentez. Suivez le chemin sur lequel cette émotion vous conduit, et vous constaterez que le chemin mène souvent à une autre émotion cachée sous la première.

Toutes nos émotions font surface dans notre conscience parce qu'elles sont liées à une expérience humaine. Utilisez votre mental pour suivre ces expériences passées afin de pouvoir vous souvenir de ce qui s'est passé. Vous pouvez traverser quelques événements (en suivant vos émotions), jusqu'à ce que vous parveniez à la première situation de votre vie au cours de laquelle vous avez vécu cette émotion pour la première fois. Restez concentré. Ne sautez pas d'une idée à l'autre; remontez une expérience jusqu'à sa source, suivant un filon à la fois. Pendant que vous permettez à l'émotion d'exister, sans l'éviter ni la rejeter, l'émotion est libérée et l'énergie qui y est associée cesse d'être emprisonnée; l'émotion est vivante de nouveau, émancipée. Lorsque vous cessez de la bloquer et lui permettez d'ÊTRE, votre être conscient peut alors comprendre l'essence profonde de cette émotion.

Alors que vous vous exercez à devenir l'émotion, le sentiment jusqu'alors problématique sera remplacé par une sensation paisible, naturelle, et vous vous comprendrez alors, de façon abstraite, mais claire, votre expérience humaine. Vous êtes ce que vous expérimentez en tant que conscience, en tant qu'esprit, en tant que vie. Ne vous empressez pas pendant cette expérience. Laissez la fusion pénétrante se poursuivre pendant un moment, jusqu'à ce qu'il n'y ai plus de douleur associée à l'émotion, mais seulement avec l'expérience de celle-ci. Une respiration consciente vous aidera également à demeurer détendu et laisser aller l'émotion complètement. Comprenez que l'émotion ne vous quittera pas, elle sera simplement libre de demeurer en vous sans les associations négatives qui y étaient rattachées. Avancez toujours de manière consciente pour dépasser votre peur de la douleur, ne repoussez jamais une émotion. Au moyen de votre mental, consolidez l'expérience en entier, qui est composée de toutes les expériences de votre vie qui y sont rattachées, respirez et soyez conscient avec cette totalité.

L'égo humain possède un système de défense très fort. À maintes reprises, l'émotion n'est pas bloquée par elle-même. Souvent, l'égo humain exerce sur elle un certain contrôle, soit par arrogance, vanité, jalousie et/ou envie, refusant ainsi le droit à l'émotion d'être résolue, tout cela à cause de l'orgueil. Vous devez être en contrôle de cette expérience et accepter de libérer vos émotions du contrôle mental auquel elles sont assujetties. Lâchez simplement prise.

Troisième étape (la libération) : Lorsque vous vous sentez totalement saturé de l'émotion sur laquelle vous travaillez, lorsque votre conscience l'a transmutée en une expérience vivante, l'émotion (ainsi que toute l'énergie emprisonnée avec elle) est libérée. Elle n'est cependant pas libérée en dehors de vous, elle vous est simplement disponible à nouveau, et toute la puissance de l'émotion vit à nouveau pour vous. L'énergie lourde, dense ou comprimée qui vous troublait est libérée en ce sens qu'elle est convertie en son essence et dissoute dans votre conscience supérieure. Un sentiment de bien-être bouillonnera en vous et remontera à la surface. Vous vous sentirez peut-être grandement satisfait, ou vous pouvez sentir une grande paix vous envahir, ou encore vous pouvez ressentir la grande joie d'être libre. Respirez et permettez à ce nouveau sentiment heureux vous emplir; encore une fois, relâchez cette émotion positive si vous le désirez (allez-y, riez!).

À la suite de cette transmutation, la chose la plus importante que vous puissiez faire est de contempler la totalité de l'expérience comme étant bienfaisante et heureuse. Même si votre expérience physique humaine ne semble pas avoir changé du tout, votre expérience interne s'est fusionnée à votre conscience. Ne laissez pas votre égo humain vous priver de ce moment. Il est crucial pour vous de vous célébrer, car vous avez goûté à la vie de façon complète et entière.

Exemple d'application

Quelques jours savant de commencer à écrire ce livre, je fus frappé d'insécurité. J'ai pratiqué un peu du niveau de Kuji RIN, inspirant et focalisant un peu sur la visualisation du feu, mais en concentrant surtout ma pensée sur le principe philosophique que « La Vie prend soin de moi, je ne suis pas seul, l'Esprit est avec moi, et je fais confiance à la Vie ». Je me suis permis de lâcher mon emprise sur ce sentiment. J'ai utilisé le Kuji-In afin de prendre contact avec l'aspect sur lequel je voulais travailler, j'ai ensuite cessé ma pratique de Kuji-In afin de m'attarder davantage sur la transmutation émotionnelle.

À chaque inspiration, je me suis laissé ressentir l'émotion, complètement conscient de cette dernière, me laissant ressentir chaque sensation qui faisait surface, et saisir la « saveur » de ces sensations. Afin d'aller plus loin que ma peur, je suis descendu jusqu'à ressentir de l'abandon. Je suis demeuré dans cet état d'abandon et l'émotion qui y était rattachée pendant quelque temps. Je me sentais triste dans cet abandon. Il a fallu quelques minutes afin de descendre au plus profond de ma tristesse. Mon objectif était d'en devenir conscient, sans entrer en confrontation avec elle, ni tenter de la changer. J'ai poursuivi ma descente, de plus en plus profonde, pour finalement découvrir que j'étais effrayé à l'idée de manquer d'argent. Au début de la vingtaine, j'ai vécu en tant que mendiant. Chaque jour, j'espérais pouvoir manger, et j'en suis venu à comprendre que la vie était très difficile. Quelques minutes plus tard, après m'être questionné de manière de plus en plus pointue sur le pourquoi je devais vivre l'expérience d'être mendiant, j'ai tenté de me souvenir un moment dans un passé encore plus lointain pendant lequel j'ai ressenti cette même émotion. Des souvenirs de mon frère volant mes jouets ont fait surface, moment où j'ai commencé à croire que ma vie ne me donnerait pas ce que je désirais.

Alors que j'acceptais ne pas avoir de contrôle sur ma vie, baignant dans cette réalisation et ce fait pendant plusieurs respirations, l'insécurité s'est graduellement dissoute et l'émotion à fini par disparaître. En fait, elle n'est pas réellement partie; elle fut simplement transmutée en confiance. Ainsi, je suis parvenu à une compréhension entière de l'expérience, et l'émotion est devenue ce que je cherchais grâce au merveilleux pouvoir de l'évolution.

Des années de souffrances peuvent s'écouler pour qu'un être humain normal puisse saisir l'essence d'une seule et unique leçon de vie, et ce processus se produit rarement de manière consciente. Ce manque de compréhension consciente permet aux événements négatifs de se produire encore et encore. Avec l'intégration consciente de l'expérience émotive, quelques heures, parfois même quelques minutes sont suffisantes pour libérer la totalité de l'expérience pour vous. Parfois, l'expérience refait surface quelque temps plus tard, mais seulement pour être intégrée à un différent niveau, et encore une fois, seulement un court laps de temps est nécessaire pour la transmuter, comparativement au processus naturel d'évolution. Certaines personnes résolvent un événement karmique par décennie. La plupart ne peuvent résoudre plus que quelques leçons pendant le cours de toute leur vie. Les êtres évolutifs peuvent résoudre ces situations en « lot », de temps à autre, rendant chaque fois leur vie plus facile et plus heureuse.

Responsabilité vs. Culpabilité

Si vous sentez que quelque chose vous pèse, il est recommandé alors que vous posiez des gestes concrets et responsables pour résoudre la situation physiquement, lorsque possible. Certaines choses risquent d'être trop « endommagées » pour être « réparées », mais elles ont tout de même une valeur inestimable. Qu'une résolution soit possible ou non, employez la technique de la transformation consciente et commencez la transmutation émotionnelle afin de vous permettre de ressentir les émotions associées à la situation. Vous devez devenir conscient des motions au niveau de votre âme afin de pouvoir élever tout ce qui est relié à cette expérience au niveau de votre conscience, incluant tout incident passé pouvant en être à l'origine. Utilisez la technique d'évolution consciente (la transmutation émotionnelle est une pierre angulaire de ce processus) pour résoudre le problème au niveau de l'âme, là d'où il provient. Utiliser cette technique vous facilitera le travail de résolution de problèmes sur le plan physique, si une action est réellement requise. Elle vous libérera également de l'émotion paralysante de la culpabilité.

La technique KYO n'est pas conçue pour vous faire prendre la responsabilité pour des choses qui arrivent aux autres. Il s'agit d'une technique de responsabilité personnelle, qui traite avec la totalité des choses que VOUS expérimentez. Si ce que vous expérimentez est relié de près ou de loin à l'expérience d'autrui, alors ces autres personnes doivent également prendre la responsabilité pour ce qui arrive dans cette situation. Peu importe le cas, ne fuyez jamais votre responsabilité en vous disant « ce n'est pas mon problème » s'il s'agit de VOTRE expérience.

La philosophie KYO n'implique pas que « tout est ma faute ». Les concepts de faute et de responsabilité sont deux choses distinctes. La faute est maintenue par un attachement émotionnel à la culpabilité. La culpabilité est le résultat de l'autojugement duquel vous avez refusé de devenir conscient. Lorsque nous regardons les concepts de faute et de culpabilité, nous voyons que l'égo humain tend à jouer la victime suite aux événements et tente de sombrer dans la honte auto-abusive et autodéfaitiste des actions qu'il a commises. Ceci provoque une guerre avec soi, guerre qui est maintenue afin de prévenir la prise de conscience. Une prise de conscience à tous les niveaux est nécessaire pour l'évolution et la transformation personnelle.

Une personne responsable ne souffre pas très longtemps de n'importe quelle expérience puisqu'il ou elle refuse de se vautrer dans un marécage émotif, là où l'égo se perd dans des jeux de dénigrement et de reniement. La responsabilité est libre de toute culpabilité. Il s'agit de l'acceptation du fait que le processus de manifestation des expériences tire ses origines d'un désir de votre Esprit d'expérimenter une leçon de vie particulière au moyen d'événements possibles selon les circonstances dans lesquelles vous vous trouvez. La responsabilité implique la compréhension que tout se produit suite à une cause interne. Cette cause interne est en vous, attendant simplement d'être découverte. Lorsque vous maîtriserez cette loi, vous serez en mesure de manifester consciemment ce que vous désirez. Pour cela, vous devez accepter votre responsabilité, il s'agit là d'un pré requis à la maîtrise. Dans toute situation qui fait jaillir une émotion ou qui déclenche une réaction de votre part, la première chose à faire est d'accepter votre responsabilité de cette expérience et de prendre une grande respiration afin de devenir conscient de ce qui se passe en vous (émotions, réaction, pensée).

Prenez le temps de développer cette technique afin qu'elle devienne un réflexe. Lorsqu'une émotion fait surface, développez le réflexe de prendre automatiquement une grande respiration afin d'accueillir l'expérience et d'en ressentir l'émotion. Les gestes que vous posez à partir de ce moment seront davantage conscients et plus puissants, et ce, à tous les niveaux.

SHA

Philosophie de SHA

Il existe une excellente raison pour laquelle l'étape précédente (TOH) est la contemplation de l'humilité et de la tolérance. Vous avez la volonté, vous êtes totalement libre, vous avez le pouvoir d'agir et d'accomplir tout ce que vous désirez. Cependant, vous ne devez jamais croire que vous pouvez blesser autrui avec cette liberté d'action. Bien que vous ne soyez pas libre de toute responsabilité morale inhérente à vos décisions, ni de l'exigence de respecter autrui, vous avez toute la liberté de faire vos propres choix de vie. Au fur et à mesure que vous devenez de plus en plus puissant, vous sentirez cette confiance à l'intérieur de vous. Ne vous laissez pas tenter par l'habitude de vous comparer à autrui (tentant de vous remonter en rabaissant les autres), ou même en ayant un regard hautain envers autrui.

Tout genre de complexe supériorité que vous pouvez avoir croîtra au fur et à mesure que vous progressez, c'est inévitable. Il s'agit là d'une partie normale du chemin évolutif afin que votre être animal et vos réflexes égoïstes vous soient révélés. Ne tentez pas de les réprimer; ne tentez pas non plus d'y succomber. Attirez ce sentiment de supériorité à l'intérieur de vous et intégrez-le. Prenez le temps de découvrir pourquoi vous adoptez cette attitude de compétition mentale et émotionnelle et de comparaison. Sentez les systèmes de défense biologique de l'animal qui vous poussent à combattre, à entrer en compétition avec tous et chacun autour de vous afin de pouvoir acquérir davantage. Avouez que CELA est ce qui motive ce sentiment de supériorité. Intégrez-le.

Suite à la peur d'intégrer ces impulsions, vous aurez peut-être le réflexe de penser que si vous les intégrez, vous perdrez cet atout compétitif, cette envie de pouvoir. Vous pourrez peut-être même vous dire : « Je ne veux pas perdre ma soif de pouvoir! » Ne vous en préoccupez pas. Si vous absorbez ce sentiment de supériorité, vous serez toujours poussé à devenir puissant, mais vous le ferez consciemment, et alors cessera l'envie de compétition avec autrui, envie basée sur la supposition enfantine et ignorante qu'il se trouve une quantité limitée de ressources pour lesquelles vous devez vous battre. Puisqu'il n'existe aucune limite aux ressources disponibles (tel que vous pouvez le découvrir dans le Kuji RIN), vous pouvez continuer à vous libérer de ces impulsions compétitives tout en continuant de rechercher consciemment à devenir tout ce que vous pouvez être.

À chaque fois que vous forcez quelqu'un d'autre à agir selon votre volonté, vous violez son droit à la liberté d'action et de pensée. N'utilisez jamais la force pour changer quoi que ce soit dans la vie de quelqu'un d'autre. Utilisez plutôt vos habiletés pour améliorer votre propre vie. Vous pouvez prier afin que quelqu'un d'autre guérisse, vous pouvez aider les autres, vous pouvez vous protéger ainsi que ceux dans le besoin, mais vous ne devez absolument pas utiliser vos pouvoirs pour confronter ou défier un autre être humain. La puissance de SHA est activée par la confiance et la foi de RIN, faisant de vous quelqu'un de conscient de son droit d'agir et de vivre.

SHA est renforcé par la conscience de la responsabilité personnelle que vous avez acquise avec KYO, puisque vous êtes celui qui manifeste ce qui arrive dans votre vie. En vous améliorant, vous manifesterez des résultats de plus en plus désirables pour vous, événements qui sont en symbiose avec votre véritable volonté. En acceptant que vous créez les occurrences de votre vie, vous développez la puissance d'altérer consciemment votre expérience et vous apprenez à manifester les événements consciemment.

SHA est donc assisté par l'humilité que vous avez développée lors de vos pratiques de TOH. En apprenant à vous adapter à votre environnement, vous acquérez le pouvoir d'adapter votre environnement à votre volonté. La tolérance aide votre esprit à se libérer des irritants, vous permettant de vous concentrer uniquement sur les bonnes choses, le résultat positif que vous convoitez, encourageant ainsi la manifestation concrète de ces bonnes choses.

SHA enseigne que vous avez le droit d'être puissant. SHA offre la leçon que vous êtes toujours totalement libre dans vos actions. SHA vous procure naturellement les moyens de pouvoir exister au maximum, ce qui se manifeste physiquement par la guérison de votre corps.

La puissance de SHA ne devrait pas être restreinte. Elle doit pouvoir circuler librement en vous. Vous pouvez diriger votre volonté avec l'énergie de SHA, et vous pouvez l'orienter afin d'accomplir une tâche spécifique si vous le désirez, mais en général, laissez l'énergie de SHA circuler harmonieusement en vous. Au fur et à mesure que vous développez la puissance de SHA, elle ne cessera jamais de circuler et ira naturellement là où vous en avez besoin.

Technique de *SHA*

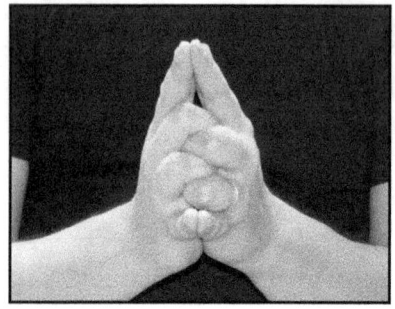 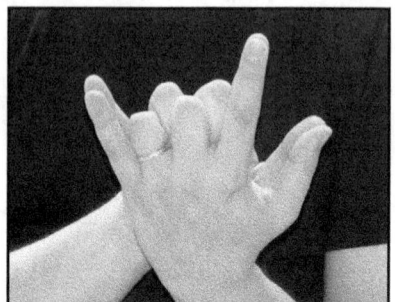

Pointez vos pouces, index et auriculaires. Entrelacez vos majeurs et annulaires à l'intérieur de votre main.

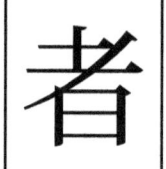

Chakra: Plexus Solaire
Mantra jp: On ha ya baï shi ra man ta ya sowaka
Mantra sk: Om haya vajramaantayaa swaha

SHA est le niveau où vous commencez à prendre ce processus en charge. Il s'agit de votre tremplin vers l'expression de votre pouvoir intérieur, volonté dirigée, action intentionnelle et manifestation de vos désirs réels. Il est du domaine connu que le premier phénomène observé avec le développement de l'énergie de SHA est la guérison de votre corps. C'est un fait que l'énergie active dans votre plexus solaire commence à régénérer votre corps. Le réflexe naturel du corps, lorsque rempli de Qi actif, est de se reconstruire, de guérir et d'allonger votre espérance de vie.

D'abord, aidez à libérer les blocages énergétiques qui sont peut-être présents dans votre abdomen ainsi qu'aux abords de votre cage thoracique. Placez vos mains sur vos genoux, paumes vers le bas. Inspirez profondément, aspirant l'air dans votre abdomen;

maintenez l'air en vous pendant 3-5 secondes, ensuite expirez avec force (AHHhhhhhhh!) par la bouche, contractant tous vos muscles abdominaux. Évacuez autant d'air que possible et ensuite, relâchez immédiatement vos muscles abdominaux, mais maintenez vos poumons vides, n'inspirez pas tout de suite. Alors que votre abdomen est détendu et vide (sans air à l'intérieur) demeurez sans souffle pendant que vous aspirez votre abdomen à l'intérieur de votre cage thoracique. Gardez vos intestins et organes digestifs ainsi comprimés dans votre cage thoracique. Maintenez le tout ainsi pendant une seconde, relâchez votre abdomen puis aspirez à nouveau tous vos organes internes vers l'intérieur pendant 1 seconde, relâchez, aspirez... le tout pour un total de neuf (9) contractions « aspiration d'une seconde puis relâche », avant de recommencer à respirer normalement. Faites ceci de 3 à 9 fois avant de progresser à la technique de Kuji-In suivante.

Au fil de vos pratiques de Kuji-In SHA (en utilisant le mudra et le mantra), focalisez sur le fait que vous êtes en charge, que vous avez la puissance active, avec tous les moyens dont vous avez besoin pour agir selon n'importe lequel de vos choix; vous avez le droit à la vie, le droit de faire ce que vous voulez, le droit d'expérimenter la vie. Tout en focalisant sur ces concepts, remplissez votre plexus solaire de puissance vivante et de détermination sous forme d'énergie brute, qui est une énergie circulant et radiant de votre plexus solaire. Survoltez-en la puissance, ressentez-la en vous. Voyez votre corps se reconstruire et guérir pendant que vous focalisez sur votre puissance intérieure. Visualisez cette fusion nucléaire à l'intérieur de votre corps. Voyez le soleil puissant de votre plexus solaire.

Ne focalisez pas sur cette énergie en tentant de la comparer. N'imaginez jamais être « plus puissant que quiconque »… Affirmez plutôt à vous-même que vous ÊTES puissant (Je suis puissant). Vous pouvez utiliser cette affirmation : « Je suis la puissance, je suis la vie, je pose toujours les gestes corrects. J'ai le pouvoir d'agir dans ma vie, j'ai la vie pour agir en puissance et j'agis de manière puissante dans ma vie. » Contemplez toujours votre puissance sans jamais stresser votre corps physique. Considérez la possibilité d'alterner des périodes de pratiques de puissance théâtrales avec des périodes de méditation détendues. Bougez avec votre puissance. Récitez le mantra de manière puissante et décidée. Contractez vos muscles aussi souvent que vous le souhaitez, et retournez à un état de détente de temps en temps. La puissance peut circuler en vous de façon harmonieuse. Complétez la pratique avec une respiration détendue tout en focalisant sur la joie.

La Guérison

La capacité de guérison qu'améliore SHA est la principale raison pour laquelle les gens désirent apprendre le Kuji-In. Donc, maintenant que vous êtes capable de collecter votre énergie convenablement et de l'emmagasiner dans votre batterie (afin d'avoir suffisamment d'énergie pour guérir), et que vous avez appris à diriger votre énergie selon votre volonté, vous êtes maintenant prêt à apprendre l'application de SHA afin que vous puissiez l'utiliser pour vous guérir ou pour guérir autrui.

La guérison est toujours un effet secondaire de la rectification de certaines parties de votre Être au niveau des différents plans de votre existence. L'autothérapie et l'intégration émotionnelle seront toujours d'importantes aides afin d'assister dans le processus de guérison.

Alors que vous intégrez mentalement toutes les composantes de cette technique et que vous commencez à pratiquer SHA, vous devez focaliser sur le processus de guérison. Bien que la technique de SHA soit augmentée en alternant entre des applications allant de douce à intenses, ceci doit demeurer une pensée d'arrière-plan puisque la guérison efficace requiert de porter son attention sur la paix et l'harmonie. Donc, la meilleure façon de procéder est de focaliser intérieurement surtout sur la guérison de votre corps tout en gardant à l'esprit, comme pensée d'arrière-plan, que votre plexus solaire diffuse de l'énergie.

Le langage graphique et imagé parle à notre subconscient. L'exercice suivant utilise le symbolisme graphique d'un fruit qui a été laissé à pourrir, contrastant avec l'image d'un fruit fraîchement cueilli, éclatant de vie, pulpeux, tout en chair et saturé de jus sucré. Visualisez les cellules de votre corps au fur et à mesure qu'elles se transforment de cellules faibles et pourries à des cellules riches, généreuses, chargée d'énergie vivante et lumineuse, bien saturée de nutriments et d'eau. Utilisez tous vos sens pour vous représenter ce processus de restauration (en abandonnant rapidement l'idée des cellules faibles et malades). Imaginez vos cellules comme superbes et vivantes. Vous pouvez focaliser sur votre corps en entier, ou sur un organe en particulier, selon vos besoins. Terminez votre visualisation avec la certitude qu'il ne reste QUE des cellules riches et vivantes dans votre corps.

Votre corps connaît mieux que votre mental l'état correct d'un organe pour votre corps. Si vous désirez guérir un organe, ne visualisez pas l'organe lui-même puisque vous pourrez éventuellement finir par le modifier suffisamment de sorte qu'il ne soit plus idéal pour vous. Focalisez simplement sur la reconstruction de l'organe au niveau cellulaire, et demande à votre corps de guérir. Si vous désirez un cœur plus solide et en meilleure santé, vous pouvez visualiser votre cœur associé au concept de vitalité et de force, en utilisant une visualisation qui s'approche le plus de ce que vous désirez. Cependant, évitez d'exercer tout contrôle que ce soit sur la forme finale; permettez simplement à votre corps de travailler de concert avec votre désir énoncé et de vous créer un cœur en parfaite santé, fort et vigoureux, parfaitement adapté à votre corps. Utilisez l'affirmation : « Mon cœur est sain et fort; mon cœur convient parfaitement à mon corps. »

Si, par exemple, vous devez réparer un os, vous pouvez visualiser votre os telle une branche d'arbre brisée qui se régénère d'elle-même. Focalisez vos pensées sur la structure osseuse qui se reforme au lieu de focaliser sur l'aspect final de votre os. Vous ne voulez certainement pas finir par vous créer un os qui ne vous convient pas! Ici encore, ayez confiance en la capacité de vos os de se réparer eux-mêmes au niveau cellulaire. Tout ce que vous avez à faire est de faire confiance à votre corps puisqu'il sait exactement comment reconstruire vos os afin qu'ils conviennent parfaitement à votre corps. Ainsi, focalisez toujours vos pensées sur le processus de reconstruction de l'os au lieu de focaliser sur les détails précis de l'os lui-même. Utilisez l'affirmation : « Ma structure osseuse est parfaite pour mon corps. »

Il vous faudra beaucoup de pratique pour parvenir à vous guérir à volonté. Cependant, bien qu'il faille effectivement un certain avant de maîtriser cette capacité, les bénéfices sont fantastiques pour l'adepte dédié et persévérant. Après avoir suffisamment expérimenté avec la guérison de votre propre corps, vous pourrez commencer à utiliser ce procédé sur d'autres afin de les aider à guérir également. De cette façon, vous pouvez assister leur processus de guérison naturel de la même manière que lorsque vous pratiquez la technique de SHA sur vous-même.

Il est important de comprendre que la technique SHA fonctionne beaucoup mieux si la personne en question désire réellement guérir et se faire guérir. Vous pouvez penser qu'il s'agit là d'une idée farfelue, mais il se peut que certaines personnes désirent expérimenter la maladie pour un certain temps. D'autres peuvent rechercher la maladie parce qu'ils se sentent coupables de demander l'amour d'autrui à moins d'être malades. Plusieurs raisons motivent ces choix, même s'ils peuvent vous sembler étranges.

Par-dessus tout, vous devez comprendre qu'il est difficile, voire impossible, de lutter contre la volonté de quelqu'un qui s'automanifeste la maladie afin de pouvoir jouer la victime pour avoir de l'attention. Lorsque quelqu'un tombe malade, il existe toujours une raison sous-jacente pour laquelle cette personne a décidé de manifester la maladie dans sa vie. Peu importe la situation, il est sage de comprendre ces principes si vous voulez aider les autres à guérir. Il est également important (en fait, c'est même crucial pour votre propre santé) de refuser de vous tourmenter avec la responsabilité de guérir tous et chacun. Souvenez-vous que vous êtes responsable de votre propre bien-être et de votre propre survie d'abord et avant tout. Si vous détruisez votre vie en tentant d'aider autrui, vous ne pourrez aider personne. Ne vous proclamez pas guérisseur à moins de travailler réellement dans ce domaine. Prenez soin de vous avant de tenter d'aider qui que ce soit d'autre.

KAI

Philosophie de KAI

Le niveau KAI est associé au chakra du Cœur. On dit que l'habileté que procure ce Kuji est l'intuition. En fait, l'intuition est un effet secondaire normal et naturel de la compréhension profonde de la sagesse qui se trouve cachée sous l'intuition, soit la compassion.

Selon plusieurs philosophies spirituelles, la Conscience Suprême, ou Dieu, nous créa afin que nous expérimentions la vie. Votre vie est une manifestation de la Conscience Suprême. L'Esprit expérimente la vie à travers nous. Tout ce qui se produit dans votre vie est une bénédiction de la conscience honorable que vous êtes.

Au niveau émotionnel, le chakra du Coeur est à la fois un organe émetteur et récepteur. Il perçoit les expériences de la vie et transmet des opinions à propos de ces expériences. De telles opinions sont habituellement appelées « jugements ». Le cœur nous dicte ce qui est bien ou mal ; ces perceptions font partie du processus qui conditionne notre égo humain.

KAI est la technique de Kuji-In qui perfectionne votre expérience de l'Amour. Cet Amour n'est pas seulement l'amour échangé par nos pairs, mais bien l'Amour puissant et inconditionnel de vous-même et des autres. Lorsque vous vous regardez, focalisez sur l'acceptation de tout ce que vous êtes, peu importe la condition ou l'état dans lequel vous vous trouvez actuellement. Ceci ne signifie pas d'abandonner toute tentative de vous améliorer, mais il serait bien cruel d'attendre que vous soyez parfait avant d'accepter tout ce que vous êtes. Si vous attendez la perfection avant de commencer à vous aimer, vous allez attendre pour toujours puisque l'amour de vous-même tel que vous êtes est un outil nécessaire à l'atteinte de la perfection.

KAI montre le chemin de l'acceptation, de l'amour et de la compassion. En vous acceptant entièrement tel que vous êtes, en acceptant les autres entièrement tels qu'ils sont, en acceptant tout ce qui arrive, vous ouvrez la voie à une expérience de compassion encore plus grande. La compassion de KAI vous offre une façon de voir les événements douloureux avec un œil qui sait comprendre la leçon que l'expérience en question tente de vous enseigner. Cela est possible lorsque vous comprenez qu'il existe un Esprit aimant dont l'objectif est votre évolution et votre bonheur; cet Esprit croule sous les masques humains de terreur et de tristesse, caché dans les expériences frustrantes et difficiles que vous avez vécues.

Ne recherchez jamais la douleur, ne l'infligez jamais à autrui, et n'agissez jamais de manière à recevoir davantage de douleur. Cependant, vous devez tout de même garder à l'esprit que la douleur accompagne parfois les nécessaires et importantes expériences d'évolution/transformation. Nous utilisons bien trop d'énergie mentale et émotionnelle à repousser les expériences douloureuses, ou à souhaiter que nous ne les ayons jamais subies. Lorsque vous ressentez de la douleur, ne gaspillez aucune énergie à prétendre que cette douleur n'existe pas. Acceptez immédiatement le fait que vous vivez une expérience douloureuse et mettez-vous au travail pour résoudre le problème. Accepter l'existence d'une douleur ne signifie pas que nous devions accepter que la douleur nous blesse. Cela signifie simplement que nous devrions reconnaître le fait que quelque chose nous fait mal, et faire en sorte de faire tout ce qui est possible pour que la douleur cesse au moyen d'actions vertueuses. Plus tôt nous nous affranchirons de nos petits jeux humains de victimisation et d'autopersécution, plus rapidement nous pourrons arriver à la racine de ce qui nous trouble et ainsi commencer à résoudre le problème. Notre égo humain tend à amplifier les sensations de douleurs, espérant attirer l'attention et la compassion des autres. De grâce, développez suffisamment de compassion pour vous-même afin de laisser aller la pression douloureuse au niveau émotionnel. Lorsqu'une expérience douloureuse ne peut être résolue ou que les faits de la situation ne peuvent être changés (par exemple, lorsque quelque chose d'irremplaçable se brise, ou lorsque quelqu'un que nous aimons meurt), nous devons accepter les faits et voir la situation avec compassion afin d'élever notre perception de la Vie avec Amour. Tout se produit pour une raison; ceci est particulièrement vrai lorsque nous sommes responsables de nos propres expériences.

Dans tous les cas, prenez le temps d'accueillir chacune des expériences que vous vivez avec Amour et compassion. Entrez en contact avec vos émotions; au lieu de craindre la douleur, goûtez-la en vous-même. Inspirez-la. Soyez conscient de votre expérience. Lorsque quelqu'un vous touche avec douceur, ressentez-le physiquement et émotionellement. Lorsque l'on vous touche de manière agressive, faites de même. Lorsque vous êtes le sujet de l'opinion d'autrui, que ce soit positif ou négatif, accueillez les opinions sans jugement, mais avec compassion. Il ne s'agit là que d'expérience, et chaque expérience est parfaite.

Technique de KAI

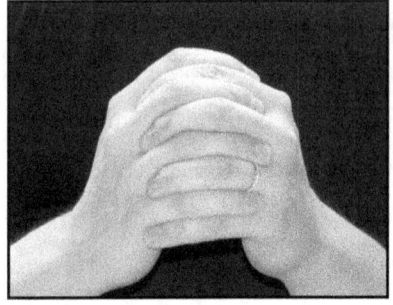 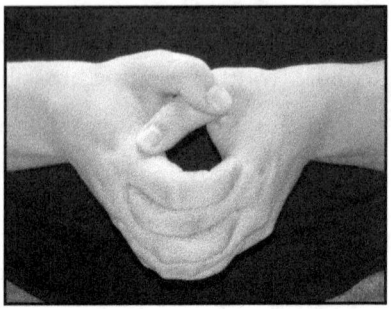

Entrelacez vos doigts, le bout de chaque doigt appuyé contre la racine du doigt de l'autre main.

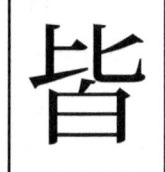

Chakra: Coeur
Mantra jp: On no-o ma ku san man da ba sa ra dan kan
Mantra sk: Om namah samanta vajranam ham

Le chakra du Coeur est l'organe émetteur et récepteur de l'âme. En joignant vos mains selon le mudra de KAI, en récitant la prière de KAI, souvenez-vous que vous honorez votre conscience, votre esprit, au niveau de la conscience du Bouddha ou du Christ. Adoptez une attitude de gratitude pour tout ce qui arrive. Que votre expérience soit bonne ou mauvaise, plaisante ou non, cela importe peu, focalisez votre pensée simplement sur les bonnes choses qui vous arrivent, qu'importe le reste.

Sentez que votre coeur est un lumineux organe de perception vibrant d'Amour. Ne lui donnez pas de forme particulière; laissez-le se révéler à vous, puisque sa forme est subtile et moins importante que l'état d'esprit dans lequel vous vous placez. Focalisez votre pensée sur la gratitude et le bonheur. Voyez la vibration de votre cœur aimant brillant devant et derrière vous, alors que votre chakra du cœur brille d'Amour.

Tout ce que vous percevez est Amour, les seuls commentaires que vous prononcez sont Amour. En inhalant, focalisez sur la gratitude que vous avez envers tout ce que vous possédez et tout ce qui vous arrive. Pendant que vous priez, vous honorez la grandeur de votre expérience, la saveur de toute chose que vous pouvez goûter en tant qu'humain et en tant qu'Esprit.

Cette technique conditionne votre cœur et votre mental à évaluer les choses du point de vue de l'Amour de manière à ce que vous développiez naturellement de la compassion. Cela élèvera votre perception de la vie et vous aidera à manifester des expériences agréables, tout en acceptant tout ce qui se passe, peu importe la nature de la situation. Un autre effet secondaire est que votre intuition deviendra naturellement plus évidente. Vous deviendrez plus sensible aux événements de la vie pendant que vous vous conditionnez à accepter tout événement sans jugement. Le seul jugement que vous pouvez avoir envers vos expériences est « Je t'aime », et, la plupart du temps, la personne que vous aimez est vous-même.

Méditation du Kuji-In

Avec le Kuji-In, nous vous conseillons d'atteindre un état de transcendance afin de permettre à votre conscience de retourner au plan existentiel duquel il provient et d'y demeurer un certain moment. Lorsque ce processus est complété, notre conscience nous revient accompagnée de lumière spirituelle ainsi que de « nouvelles informations » spécifiquement pour nous. Lors de la méditation, nous avons tendance à perdre la conscience de ce qui se passe réellement lorsque nous transcendons. Donc, lorsque nous faisons des techniques de Kuji-In, nous utilisons une technique physique et mentale spéciale afin de garder notre conscience du plan physique, tout en lui permettant de parvenir à l'état de transcendance. Commencez à vous exercer au moyen de simples méditations, ensuite exercez-vous à demeurer conscient lorsque vous transcendez. Cette habileté à demeurer conscient est facilitée en exécutant une combinaison de mouvements physiques et énergiques avant la méditation ou la pratique du Kuji-In.

Avant de faire une technique immobile (ou presque) comme le Kuji-In, vous pouvez commencer avec une série de technique active de Qi-Gong afin de faire circuler votre énergie, d'étirer votre corps, de réveiller votre mental et d'activer la circulation sanguine et la respiration. Ces exercices vous aideront à exécuter les techniques immobiles plus longtemps et avec plus d'efficacité. Vous pouvez soit faire la Danse du Dragon ou le Qi-Gong médical chinois juste avant de vous asseoir pour méditer ou de commencer vos exercices de Kuji-In. Il est important de demeurer éveillé lorsque vous méditez, et ces exercices vous aideront en ce sens.

Lorsque vous parvenez à l'état de transcendance, votre conscience peut dériver quelque peu, mais vous ne dormez pas. Vous comprendrez la différence avec la pratique.

Parfois, il est recommandé de pratiquer le Kuji-In pendant la méditation, au lieu de l'habituel style actif d'invocation. Pour utiliser le Kuji-In de manière méditative, asseyez-vous en croisant les jambes, soit en lotus complet, en demi-lotus ou avec votre cheville gauche par-dessus la droite. Utilisez une chaise seulement si votre confort n'est pas optimal. Gardez le dos droit, sans toutefois trop dépenser d'énergie pour ce faire. Votre tête peut pencher légèrement vers l'avant, mais ne la laissez pas s'appuyer sur votre poitrine. Pratiquez tous les niveaux de Kuji-In jusqu'à celui sur lequel vous travaillez actuellement; continuez de faire pour un moment celui auquel vous êtes parvenu jusqu'à maintenant. Lorsque vous y arriverez (au niveau de Kuji-In sur lequel vous travaillez actuellement), laissez le mantra devenir très répétitif, dérivez ensuite lentement dans une répétition mentale, et maintenez votre visualisation sans faire d'effort tout en respirant naturellement. Laissez vos yeux se fermer légèrement et détendez-vous simplement. Vos mains peuvent être descendues afin qu'elles reposent sur vos jambes; vous pouvez vous concentrer sur le chakra associé, et permettez-vous de regarder votre Esprit, à l'intérieur de vous. Réduisez graduellement toutes les composantes de l'exercice (mudra, mantra, mandala et chakra) jusqu'à ce que le tout ne soit que de doux et légers murmures en vous, comme si vous ne laissiez qu'un petit voyant lumineux signifier que votre mental est toujours présent, mais en vous laissant dériver dans un état de transcendance. Éventuellement, seul le mantra demeurera, doucement murmuré et répété en vous.

Demeurez dans cet état de calme quasi absolu pendant au moins 15 minutes. Votre méditation sera interrompue pendant quelques courtes périodes lors des quelques premières fois. Il s'agit là d'un processus essentiel avec lequel votre mental doit composer. C'est un peu comme un grand ménage de vos pensées résiduelles. Laissez toutes vos pensées aller et venir comme bon leur semble, ne tentez pas de les restreindre ou de les contrôler, mais ne les encouragez pas non plus. Lorsque vous constatez que vous êtes en train de penser activement, retournez doucement à la technique de Kuji-In. Votre corps physique peut également désirer de s'exprimer au moyen de gestes. Les circuits énergétiques, encore peu habitués à la méditation, provoqueront des sensations inattendues de chatouillement, de sursauts et parfois même de crampes musculaires. Accordez de l'attention à ces phénomènes physiques SEULEMENT si votre confort est réellement compromis. À chaque fois que vous avez une réaction physique lors de la méditation, cela signifie que l'énergie fait son œuvre sur vous, ce qui est bon signe. Laissez l'énergie faire en sorte de réduire les interférences dans vos circuits pendant que vous continuez de focaliser votre attention sur votre méditation.

Lorsque vous serez habitué de faire 15 minutes de méditation quotidienne, allongez vos séances à 20, puis 25, puis 30 minutes. La méditation entraînera votre mental à réduire les interférences extérieures, elle vous aidera à décrocher. Elle permettra à votre corps de devenir un hôte convenable avec qui votre Esprit pourra échanger. La technique enseigne à l'humain en vous à accepter votre aspect spirituel afin que toutes vos techniques deviennent plus efficaces. Alors que vous retenez la conscience de votre existence humaine, votre conscience s'élargira bientôt afin d'inclure votre existence spirituelle.

JIN

Philosophie de JIN

JIN réfère au développement de la connaissance parfaite de soi. Son pouvoir est utilisé par notre capacité à écouter et à parler parfaitement. Un effet secondaire d'une telle capacité d'écoute et de parole, vous pouvez développer la capacité psychique de la télépathie. JIN requiert d'écouter à tous les niveaux, et la capacité de s'exprimer à tous les niveaux également. Il s'agit là d'un processus d'une vie entière, mais vous sentirez immédiatement les améliorations dans votre vie dès que vous commencez à accorder de l'importance à l'attitude JIN dans vos comportements quotidiens. La manière de vivre JIN est la plus longue à développer de toutes les techniques de Kuji-In et est également celle qui produit les effets les plus spectaculaires. Elle vous offre un accès aux niveaux supérieurs de conscience, ainsi qu'une capacité de transformer votre expérience humaine en quelque chose de plus grand. Elle inclut tout ce que vous avez vécu jusqu'à maintenant au niveau de la parole et de l'ouïe.

Perfectionnez vos capacités d'écoute. La première obstruction à l'écoute véritable est notre besoin de nous comparer aux autres, de nous proclamer supérieur. Nous avons tous ce sentiment de supériorité, c'est une réalité génétique, nous sommes nés ainsi. Ne perdez pas de temps à tenter d'argumenter que « Je ne suis pas comme ça » parce que vous l'êtes, et vous découvrirez à quel point ceci est vrai dans les lignes suivantes : notre mental est conditionné à croire que nous détenons la vérité et que notre conception de cette vérité est la meilleure qui soit pour nous au moment présent, ce qui nous pousse souvent à écarter ou dénigrer toute connaissance qui ne cadre pas dans ce schéma de croyance et de processus mentaux pré-établis. Presque à chaque fois que vous dites : « Je sais déjà cela », vous venez d'amputer votre habileté d'apprendre quoique ce soit de nouveau, en bloquant naturellement tout ce qui aurait pu être nouveau pour vous (puisque vous êtes convaincu que vous savez déjà).

Il est recommandé de vous rendre disponible à de nouvelles informations. Cela ne signifie pas que vous deviez accepter automatiquement tout ce que vous entendez comme étant une vérité pour vous, mais sans cette habileté à vous ouvrir à des idées nouvelles, vous bloquez assurément tout ce qui aurait pu aider votre progression. Si vous déterminez qu'une connaissance spécifique ne s'applique pas à vous, ou qu'elle ne vous convient pas pour le moment, vous aurez tout le temps et la liberté plus tard de l'écarter, mais pendant que vous écoutez quelqu'un d'autre, demeurez disponible à accueillir la connaissance qu'il ou elle tente de vous transmettre.

Tout comme pour l'état d'esprit RIN, faites-vous confiance et laissez tomber votre garde. Respectez toute connaissance parlée à chaque fois qu'elle est prononcée, peu importe le niveau à partir duquel elle est prononcée, peu importe qui s'adresse à vous. Soyez attentif à votre façon d'écouter, et progressez à partir de là. Écoutez ceux qui vous racontent des stupidités; écoutez ceux qui vous disent que vous êtes une bonne personne; écoutez tous et chacun et ayez confiance qu'à la fin, tout sera convenable.

Comme c'est le cas pour l'attitude KYO, soyez responsable de ce que vous êtes. Cultivez votre discernement, un bon jugement qui vous permettra d'acquérir seulement le savoir qui est le meilleur pour vous. Si quelqu'un raconte que vous êtes stupide, avant d'écarter cette information, regardez en vous-même si une partie de vous ne serait pas effectivement stupide. Si vous regardez bien, vous trouverez sans doute un tel endroit en vous. En admettant qu'au moins une partie de vous, si petite soit-elle, soit en effet stupide, vous ne réagirez pas à cet énoncé, vous serez plutôt dans un état d'acceptation de ce que vous êtes. Maintenant que la question est réglée, vous pourrez alors agir de manière à résoudre ce qui a provoqué le commentaire en premier lieu.

Une autre partie importante de l'attitude KYO est également d'admettre que vous êtes une bonne personne lorsque quelqu'un vous en fait part. Il est important d'accepter à la fois les compliments et les plaintes. Vous êtes responsable d'utiliser la connaissance au meilleur de votre habileté.

Tout comme pour l'attitude TOH, développez la tolérance pour ce que vous entendez, écoutez avec soin et laissez tomber vos défenses. Ne vous empressez pas pour répondre, ni pour réagir, ni pour vous défendre, ni pour confronter. Lorsque c'est à votre tour de parler, parlez. Lorsque c'est à votre tour d'écouter, demeurez réceptif et acceptez tout ce qui est dit. Accepter ce qui est dit ne signifie pas que vous l'admettez, ou que vous approuvez ce que l'on vous dit. L'acceptation vous permet d'acquiescer ce qui est dit, au niveau duquel cela est dit, mais n'implique pas que vous deviez devenir, ou croire, ce que l'on vous a dit.

Tout comme pour l'attitude SHA, croyez, sachez et comprenez que le savoir est le pouvoir. Ne tentez pas de contrôler l'échange de savoir tant que ce ne sera pas votre tour de définir l'échange de savoir en question. La connaissance circule naturellement dans la bonne direction, et lorsque vous vous rendez compte que la connaissance ne mène nulle part, ou devient trop provocante, prenez-en la pleine responsabilité, et manifestez un retour à une communication paisible.

Tout comme pour l'attitude KAI, ne jugez pas ce que vous entendez. Exercez-vous à tendre une oreille compatissante, et écoutez avec amour. Si l'information s'adresse à vous, acceptez cette nouvelle expérience. Tentez d'éviter de ne percevoir que la douleur lorsqu'il semble y en avoir. Comprenez que la douleur n'est douloureuse qu'au niveau auquel elle est perçue; sachez qu'elle fait mal à ce niveau, admettez que c'est douloureux, ensuite focalisez sur l'expérience elle-même sans jugement.

Voilà beaucoup de choses à retenir si vous voulez perfectionner l'art de l'écoute! Poursuivons avec le perfectionnement de l'art de la parole.

Lorsque vous avez pratiqué RIN, vous avez appris à adopter une attitude de confiance envers votre droit de parole, ainsi qu'envers votre capacité à le faire. Ne capitulez jamais! Vous avez le droit de vous exprimer, mais cela ne signifie pas que vous deviez faire passer votre point de vue à tout prix. Cela ne signifie pas que vous devez vous battre afin que votre vision soit assimilée par autrui; ils ont le même droit que vous à leurs opinions. Cela signifie simplement que les mots que vous prononcez ont une valeur, à tout le moins pour vous et votre divinité. Cela étant dit, ne perdez pas d'énergie ni de temps à prononcer des paroles qui ne sont pas reçues. Faites-vous confiance; d'abord et avant tout, faites-vous confiance.

Tel que vous l'avez appris dans vos études de l'attitude KYO, prenez la responsabilité pour ce que vous dites. Ne mentez jamais volontairement, ou en ne disant pas toute la vérité, n'arnaquez jamais quelqu'un en ce sens. Mentir, peu importe la forme, conditionne votre mental à croire que ce que vous croyez est faux et ne devrait pas se manifester. Il s'agit là d'une bien piètre habitude à développer si vous souhaitez entraîner votre mental à manifester ce que vous désirez réellement. Ainsi, dites la vérité en tout temps afin que votre esprit se conditionne à accepter ce que vous dites comme étant vrai. Éventuellement, en cultivant votre pouvoir de manifestation, vous direz quelque chose qui deviendra vrai et qui se manifestera réellement, si ce n'est pas déjà le cas. Cependant, avant de pouvoir manifester ce que vous dites, vous devez entretenir une attitude de confiance avec votre mental en ne disant que la vérité. Si vous avez promis de rendre service à quelqu'un, agissez en conséquence et offrez le service, ou admettez votre incompétence et informez les parties impliquées que le service ne pourra être rendu. Ne faites jamais de promesse que vous ne pourrez pas tenir selon les termes dans lesquels vous avez prononcé la promesse en question. Dites « Je t'aime » seulement si c'est vrai, mais ne vous empêchez jamais de le dire si c'est effectivement vrai. (Note : Ne soyez pas empressé de détruire votre vie ou vos chances de vivre heureux.)

Tout comme pour l'attitude TOH, soyez humble dans le choix de vos mots. L'humilité ne signifie pas que vous deviez souffrir en silence. Nombreux sont ceux qui confondent l'humilité avec la honte ou la soumission envers quelqu'un qui exerce un contrôle dominant. L'humilité signifie de demeurer en vérité. Si quelque chose doit être dit, alors cela doit être dit, et si quelque chose ne doit pas l'être, que cela ne le soit pas. Certaines informations sont parfois plus utiles lorsqu'elles ne sont pas partagées, alors que d'autres sont plus utiles lorsqu'elles le sont. Afin de devenir sage, il faut cultiver un grand discernement, surtout dans le choix des mots employés, que vous les prononciez ou non.

Tout comme pour l'attitude SHA, exprimez-vous toujours de manière favorable à l'atteinte de vos objectifs. Soyez puissants dans vos paroles. Vos mots peuvent devenir puissants en les chuchotant à l'oreille d'un être aimé, en étant criés à un joueur sur un terrain sportif (toujours pour encourager, jamais pour nuire), en étant récités de manière éloquente sur une scène, ou en les communiquant pédagogiquement à un étudiant. Dans tous les cas, vos mots doivent être clairs et toujours représenter ce que vous souhaitez exprimer. Exercez-vous à utiliser les mots tels qu'ils devraient l'être; considérez leur signification avec soin et choisissez-les avec sagesse. Ne vous cachez pas derrière le sarcasme, les mensonges, la manipulation ou les arguments controversés. Laissez les mots exprimer la puissance de votre discours.

Tout comme pour l'attitude KAI, prononcez des mots de compassion et d'amour. Ne jugez pas et ne critiquez pas de manière destructrice. Utilisez la parole pour éclairer la lanterne d'autrui ainsi que la vôtre. Dites de belles choses, et si parfois cela vous semble impossible, au moins dites la vérité. Ne diminuez ni ne dénigrez jamais la valeur d'une personne, d'une chose ou d'une expérience. Si quelque chose ne vous convient pas, il se trouve toujours une manière de le dire qui corrigera votre expérience. Si vous ne pouvez changer d'aucune façon ce que vous êtes en train d'expérimenter, il est inutile de vous plaindre de la situation, à moins que ce ne soit à des fins d'autothérapie. L'auto-thérapie sert à vous améliorer en tant que personne, dans votre coeur. Exprimez-vous lorsque vous avez mal, dites la vérité au niveau auquel vous la percevez, mais n'encouragez pas votre égo à jouer le jeu de la victime et n'amplifiez pas la situation avec vos paroles non plus. Autant que faire se peut, dites des mots joyeux, des blagues amusantes, le tout accompagné d'un sourire, et définissez votre vie comme une vie joyeuse, remplie d'amour. La vie existe afin d'être appréciée.

Technique de JIN

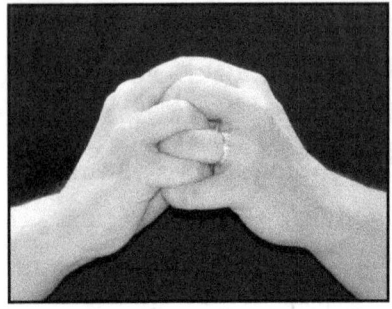 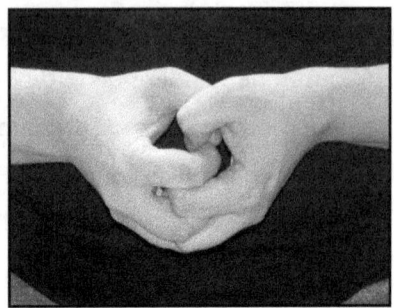

Entrelacez tous vos doigts, le bout de vos doigts à l'intérieur de vos mains et faisant contact, si possible, au bout du doigt opposé.

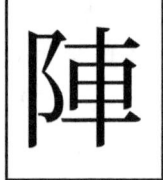

Chakra: Gorge
Mantra jp: On aga na ya in ma ya sowaka
Mantra sk: Om agnayaa yanmayaa swaha

Pratiquez la technique de Kuji-In RIN à la manière d'invoquer à haute voix, et écoutez les mots pendant que vous les prononcez. Écoutez les vibrations physiques des mots. Remarquez que vous êtes en train à la fois de vous parler et de vous écouter. Ceci est la partie évidente et facile. Après quelques fois à pratiquer ainsi l'art d'accorder de l'attention aux mots, commencez à écouter à plus d'un niveau à la fois. Écoutez les vibrations au niveau physique, portez attention au niveau énergétique des mots, l'existence éthérée des mots que vous prononcez. Soyez attentif aux niveaux physique et énergétique du mantra lorsque vous le récitez. Imaginez que vous le dites à ces deux niveaux. En utilisant votre imagination, en visualisant, imaginez que plusieurs couches vibratoires se retrouvent l'une au-dessus de l'autre, l'une à l'intérieur de l'autre, au niveau physique et énergétique.

Parlez simultanément aux deux niveaux de vibration, ensuite écoutez-vous vous-même à ces niveaux.

Lorsque vous sentirez réellement que vous parlez et que vous écoutez au niveau énergétique, imaginez une troisième couche de vibrations sonores dans votre esprit sans toutefois définir le niveau précis auquel elle existe, sachez simplement qu'elle se trouve à un niveau vibratoire encore plus élevé que ceux sur lesquels vous vous êtes attardés jusqu'à maintenant. Une fois que vous sentez que vous imaginez ce niveau, continuez d'imaginer plusieurs autres couches vibratoires se retrouvant l'une au-dessus de l'autre, l'une à l'intérieur de l'autre, sans pour autant tenter de contrôler l'expérience. Laissez-vous plutôt guider par votre expérience. Vibrez le mantra à plusieurs niveaux vibratoires, et écoutez à ces mêmes niveaux. Au début, la chose la plus importante était d'écouter au niveau physique et énergétique, même si cela ne semblait pas vraiment fonctionner pour vous. Ensuite, vous devez vous exercer à cesser toute tentative de contrôle sur l'expérience que vous vivez et focaliser sur la connexion aux multiples niveaux de vibrations sonores.

RETSU

Philosophie de RETSU

Alors que vous découvrez votre côté spirituel, vous percevrez peut-être que vous êtes conçu à partir de différents aspects d'une même chose (différents niveaux de votre existence en tant qu'entité humaine et spirituelle). Cette conscience est déclenchée par la technique de JIN et l'activation du chakra de la gorge. Maintenant que vous devenez conscient de ces réalités, vous désirerez peut-être y accéder afin de pénétrer les différents niveaux de conscience et les multiples dimensions espace-temps qui composent l'Univers, chacune existant selon sa fréquence propre. RETSU ouvre la porte qui se trouve à la base de votre crâne. Il réside à l'intérieur de l'os pointu à l'arrière de la tête. On l'appelle la « Porte de Jade ». À travers ce portail, vous deviendrez peut-être conscient des réalités spirituelles ainsi que des forces derrière tout mouvement. Il s'agit de la porte entre la physique quantique et l'alchimie.

Supposons que vous écoutiez une nouvelle chanson, une chanson que vous n'avez jamais entendue auparavant, et que vous l'aimez vraiment beaucoup. Votre attitude se porte naturellement sur cette nouvelle chanson ; peut-être même que votre enthousiasme pour la chanson est si grand que vous n'aimeriez pas être dérangé par toute interférence sonore autour de vous. Vous appréciez l'ivresse de découvrir quelque chose de nouveau. Cette disponibilité est bénie, puisque vous portez joyeusement votre attention à cette nouvelle sensation, quelque chose que vous n'avez jamais expérimenté encore. Après avoir écouté la chanson quelques fois, vous commencerez peut-être à chantonner les paroles, puisque vous appréciez réellement la chanson, pourtant, vous découvrez également que le fait de chanter la chanson réduit votre « disponibilité » à celle-ci. À partir du moment où vous avez commencé à chanter, vous avez pris une part active à l'événement, exerçant ainsi un contrôle sur lui. Lorsque vous prenez une part active à un événement et que vous exercez un contrôle, vous n'accordez plus d'attention à la chanson originale. Bien évidemment, lorsque vous écoutez une chanson préalablement enregistrée, vous écoutez en fait quelque chose de fixe et permanent, dont l'air et le rythme ne changeront jamais (la chanson se répètera toujours de la même façon chaque fois). Cependant, que se passerait-il si la chanson changeait à chaque fois que vous l'entendiez? Que se passerait-il si la chanson était modifiée au fil du temps, produisant en vous de nouvelles sensations, débouchant toujours sur de nouvelles découvertes. Si tel était le cas, vous ne chanteriez pas au même moment que la chanson. Vous continueriez à écouter à a y apporter votre attention.

Je fais référence à un état d'esprit bien précis qui nous permet de toujours demeurer disponibles aux nouvelles découvertes et, de cet état d'esprit, de découvrir ce qui se trouve devant nous : un monde qui évolue, en constante mutation, expérimenté dans la joie. En tant qu'enfant, nous sommes pratiquement toujours dans cet état d'esprit, bourré d'enthousiasme à chaque nouvelle découverte. S'il n'y avait pas de découvertes à faire pendant un moment, nous vivions avec l'espoir qu'il nous serait donné d'en faire une très bientôt. Cette joie, cette capacité de s'émerveiller de chaque petite chose, cet enthousiasme sont une clé essentielle de l'attitude spirituelle. Êtes-vous émerveillé devant les merveilles de la création lorsque vous regardez le coin de votre table à dîner? Êtes-vous bouche bée face au miracle de votre tapis de faux gazon? Je vous encourage à redécouvrir toutes ces choses que nous tenons pour acquises. De temps à autre, imprégnez-vous d'une chose que vous considérez banale. Par exemple, observez le grain d'un objet fait en bois ; soyez volontairement étonné par sa beauté, laissez-vous abandonner à conceptualiser le courant de la seule et unique Force Vitale qui l'a créé.

Au moyen de cette joyeuse attitude de découverte, portez attention aux différents plans d'existence, à la circulation de l'énergie autour de vous, de même qu'à vos propres mouvements physiques. Tentez de voir ces autres dimensions espace-temps que vous avez toujours ignorées. Il vous faudra sans doute un certain temps avant de pouvoir les discerner, mais là n'est pas l'objectif. L'objectif n'est que de se laisser toucher par la création de la Conscience Suprême, acceptant du coup qu'il existe certaines réalités desquelles vous n'êtes pas encore conscient, relâchant ainsi tout contrôle que vous avez exercé sur vos sens de perception. Cet exercice vous permettra éventuellement de percevoir plus distinctement les différents niveaux de conscience et plans d'existence. Il y a un temps pour l'écoute, un temps pour la parole, un temps pour l'action. Pour l'instant, écoutez sans parler tout simplement, regardez sans anticiper la prochaine chose qu'il vous sera donné de voir, ressentez sans vous déplacer ni bouger, portez simplement une attention joyeuse au courant de la création.

Lorsque la porte (votre Porte de Jade) ouvre, les dimensions spirituelles et physiques se révèleront à vous. Les lois de la création et de la manifestation se montreront alors à vous. Vous n'aurez pas à travailler dur pour y parvenir, vous serez simplement attentif, disponible à toute nouvelle chose qui se présente dans votre champ de conscience.

Technique de RETSU

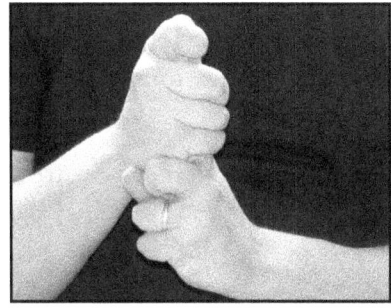 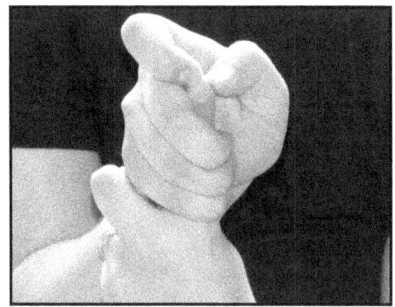

Pointez votre index gauche vers le haut. Enroulez votre index gauche avec votre main droite, mais touchez le bout de votre index gauche avec le bout de votre pouce et de votre index droit. Les autres doigts de votre main gauche sont repliés pour former un poing.

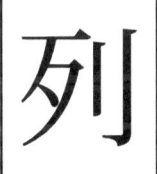

Chakra: Porte de Jade, à l'arrière de la tête
Mantra jp: On hi ro ta ki sha no ga ji ba tai sowaka
Mantra sk: Om jyotahi chandoga jiva tay swaha

Bien que RETSU semble être la technique la plus simple, c'est tout de même celle que notre égo humain combat le plus sauvagement au début. Si vous persévérez, votre égo finira par céder, collaborant avec vous sur votre voie d'assimilation de nouvelles découvertes.

Faites la technique du rituel de RETSU. Lors de la première étape, ne visualisez rien, focalisez tout simplement sur les régions décrites. Pour les premiers 3 à 9 mantras, portez votre attention sur la Porte de Jade, à l'arrière de votre crâne. Pour les 3 à 9 mantras suivants, gardez votre attention sur la Porte de Jade, mais également un peu sur le haut de votre dos, entre vos omoplates, derrière le chakra du cœur. Pour les trois à neuf mantras suivants, portez attention aux trois régions : la Porte de Jade, la région derrière votre chakra du cœur ainsi qu'à votre coccyx tout en bas de votre colonne vertébrale. Ensuite, prenez quelques respirations profondes en silence tout en gardant votre attention sur ces trois endroits.

Finalement, laissez de côté la visualisation, oubliez tout. Pratiquez le rituel sans visualisation aucune, sans compter… soyez simplement attentif. N'analysez rien, ne visualisez rien, ne focalisez pas, ne prenez pas les commandes, laissez-vous simplement aller. Portez votre attention sur ces dimensions que vous ne percevez pas habituellement, même si vous ne pouvez pas imaginer ce à quoi elles ressemblent. Ne les imaginez pas, ne les inventez pas, soyez seulement attentif. Ne faites pas d'effort pour ouvrir ou fermer les points de focalisation précédents, ni de les augmenter ou les diminuer, laissez tout simplement les choses se produire naturellement. Ne vous mettez pas en colère contre les réactions de votre corps, ne combattez pas les images qui se présentent dans votre mental, lâchez simplement prise, totalement.

Cette technique produit des résultats à chaque fois, mais vous ne les remarquerez pas avant un certain temps.

ZAI

Philosophie de ZAI

ZAI est le sentier qui mène au-delà de l'illusion, qui vous amène derrière le voile, révélant le processus de création à partir duquel l'expérimentation de notre vie humaine se fera inévitablement. C'est derrière ce voile que les forces créatives de l'Univers dansent ensemble, s'unifiant afin de manifester nos véritables désirs, désirs qui se retrouvent à notre plus haut niveau de conscience, (du point de vue de notre Esprit). Il s'agit d'un endroit dans notre conscience où nous contrôlons ce qui nous arrive, que nous en soyons conscients ou non.

La plupart d'entre nous passons notre vie assujetis à la Loi karmique, vivant dans l'ignorance de cette règle qui nous fait continuellement vivre des conséquences plutôt frappantes suites à nos actions négatives; et ce sont nos réactions suite à ces actions que nous continuons de faire tourner cette roue karmique encore et encore. Du point de vue humain de notre existence, nous croyons que ce que nous désirons, de notre rôle individuel et personnel d'être humain, est convenable pour tous les niveaux de notre Être. Cette erreur fait complètement abstraction de l'Esprit, qui est la force ultime qui guide nos vies, et à laquelle nous sommes soumis. En d'autres mots, en termes simples, c'est notre Esprit qui nous « Juge » et qui ajuste notre Karma afin que nous puissions évoluer. Nos désirs d'humain sont sujets et limités aux les lois de la nature, à l'instinct de survie, aux règles du comportement humain. L'Esprit, quant à lui, n'est pas limité de cette façon et peut voir le Plan Divin. Pourtant, nous ne devons pas non plus mépriser nos besoins et nos désirs. Tout ce que nous désirons en tant qu'être humain est tout de même bon pour nous, puisque cela sert notre existence humaine présente. Nous devons nous accepter tels que nous sommes dans la condition où nous sommes si nous désirons accéder à un niveau supérieur de compréhension de notre existence. En comprenant la position de soi comparativement à notre Esprit, et en acceptant le rôle de chacun, il est possible d'évoluer. Cela dit, pour celui qui s'engage sur le chemin de la spiritualité, il est important d'accorder davantage d'attention à notre existence spirituelle.

Ce que nous cherchons à faire sur le chemin de KAI est de devenir conscient de l'acte de création que nous utilisons constamment (au niveau spirituel), et ce, de manière totalement libre. Avec cette liberté, nous pouvons manifester tout ce que nous souhaitons, simplement en le désirant au niveau spirituel. Avec la liberté, nous sommes libres, et notre volonté devient réalité. Les éléments créatifs de l'Univers s'agglomèrent naturellement autour des désirs d'un Esprit éveillé; ceci densifie les désirs, les matérialise, jusqu'à ce qu'ils soient disponibles à l'expérience humaine (manifestés comme étant réels).

Malheureusement, notre volonté et notre liberté croulent sous le poids de nos besoins égoïstes de tout contrôler. Nous devons accepter ce fait si nous désirons nous élever au-dessus de ce besoin de contrôle; nous ne devons pas utiliser cela comme excuse pour demeurer limité par nos comportements humains. Nous devons être courageux, faire face à l'inconnu et devenir conscients de notre existence en tant qu'Esprit. Notre existence animale humaine sous assujetti aux lois de l'Univers. En tant qu'Esprit Divin, même si nous sommes empêtrés dans notre expérience humaine quotidienne, nous possédons une part humaine de la puissance Divine qui nous est disponible en tout temps. Il faut de la pratique, de la sagesse, de la détermination et de la foi pour appliquer les techniques qui mèneront éventuellement à notre pouvoir de création.

Toutes les techniques de Kuji-In que nous avons apprises jusqu'à maintenant ont contribué à l'atteinte de cet objectif : nous rendre notre pouvoir Divin, incluant : notre foi, notre amour-propre, ainsi que les outils requis pour interagir avec l'Univers et créer notre réalité conformément à nos désirs. En utilisant ces techniques de Kuji-In, nous avons appris à être responsable, aux commandes, à accepter la vérité telle qu'elle est, et pourtant la changer également. Nous avons observé notre expérience et avons appris à travailler afin de l'améliorer. Même si nous demeurons la cause de nos propres déceptions (chaque fois que nous blâmons autrui pour ce qui nous arrive) en reprenant la responsabilité pour tout ce que nous expérimentons, nous libérons notre esprit de l'emprise de notre égo qui LUI croit avoir le contrôle sur notre destiné. Cet éveil affranchi notre liberté Divine, et permet à notre pouvoir de manifestation initial de se produire naturellement et harmonieusement entre Esprit et Conscience.

Même si tous les adeptes de spiritualité sont enthousiastes à l'idée de devenir les créateurs ultimes de leur propre vie, il n'est pas sage de nous empresser à formuler des désirs afin que notre Esprit les réalise puisqu'au cours de ces premières tentatives, c'est davantage notre égo qui tenterait d'imposer sa vision à notre Esprit (une fois de plus). Notre Esprit, par respect pour notre volonté, accepterait avec joie ces nouveaux objectifs formulés par notre égo, nous faisant retomber (une fois de plus) dans notre besoin de souffrir de nos mésaventures issues de notre expérience et de notre compréhension limitées. Notre égo humain est en fait notre meilleur ami (ainsi qu'un excellent enseignant) sur le sentier spirituel, mais nous ne devons jamais permettre à notre identité humaine de se proclamer elle-même comme étant Divine. L'Esprit sera l'Esprit dans SA propre existence, pour LUI, et notre Esprit possède déjà toute une gamme de désirs fantastiques pour nous, prêts à se manifester dans nos vies à tout moment, avec abondance et joie, directement du Royaume ou nous ne faisons qu'un avec la Conscience Suprême.

Cela ne peut se produire que lorsque nous acceptons le fait que, en tant qu'humains, nous ne sommes pas en contrôle. Nous aurons le contrôle sur notre vie seulement en élevant notre définition de nous-mêmes. La manière de vivre ZAI consiste à travailler avec notre mental, notre cœur et notre corps afin de nous définir en tant qu'Esprit qui n'est qu'en train de vivre une expérience humaine, au lieu d'un être humain ayant parfois des épisodes spirituels. Ne faites pas l'erreur d'écarter votre identité humaine, le résultat serait désastreux. Au lieu de cela, souvenez-vous simplement que votre identité humaine est une partie essentielle de votre expérience en tant qu'Esprit, et que c'est du point de vue de l'Esprit que tout s'est produit dans votre vie, et ce, depuis votre naissance. Seul un être humain peut être suffisamment arrogant pour tenter de se soustraire du Plan Divin ; mais l'Esprit nous connaît bien, il nous a créés. L'homme ne peut s'éradiquer lui-même. Il est de beaucoup préférable qu'il accepte le plan, qu'il le comprenne et qu'il soit en harmonie avec lui. La Conscience Suprême voit à travers nos yeux. Même si nous nous plaignons de notre sort, l'Esprit ne voit pas de séparation ni de conflit pendant qu'il observe cette expérience à travers nos yeux. Il ne s'agit là que de notre égo humain qui se fâche lorsqu'il réalise que sa croyance d'avoir été en contrôle de quoi que ce soit n'était en fait qu'une illusion. Redéfinissez-vous en tant qu'Être Divin qui expérimente la vie humaine, et chérissez votre expérience humaine ; chaque expérience est de grande valeur. L'identité humaine que vous vous êtes forgée avec le temps est le trésor que vous présentez à votre Être Divin alors que vous vous éveillez à votre existence spirituelle. Il s'agit de quoi vous êtes réellement. Peu importe ce que vous faites, peu importe ce que vous savez ou ce que vous croyez savoir, vous êtes toujours VOUS et vous n'avez jamais cessé, ni ne cesserez jamais, de l'être. Seul votre point de vue change. Le niveau auquel vous vous percevez évolue. Simultanément, en tant qu'Esprit, vous êtes en contrôle de tout, et vous êtes également le serviteur de votre identité humaine. Maintenant, il ne vous reste qu'à choisir à partir de quel point de vue vous percevez votre existence.

Technique de ZAI

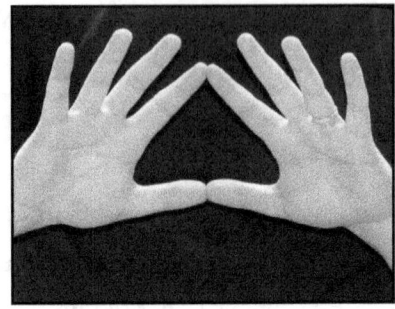

Touchez le bout de vos pouces et de vos index afin de former un triangle et étendez vos autres doigts.

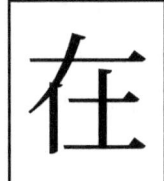

Chakra: Troisième Oeil
Mantra jp: On Chi ri Chi i ba ro ta ya sowaka
Mantra sk: Om srija iva rtaya swaha

sRija : sh-ree-j avec un « i » pratiquement muet après le R
Rtaya: Rutaya avec « ou » presque muet après le R

L'Univers est composé de plusieurs niveaux de vibrations résultant d'une seule et même expérience sacrée. Nous nous sommes exercés à « fermer » un royaume réel pour attirer notre attention sur l'un des nombreux autres royaumes, physiques et spirituels, qui font partie de notre existence. Il est maintenant temps de regarder l'œuvre du Créateur ainsi que son Plan Divin. Attirez votre attention sur la danse des éléments qui ont été utilisés pour créer l'Univers. ZAI est une prière pour la révélation de la vérité. ZAI demande que votre Esprit vous montre ce que vous êtes en totalité, ce qu'est l'Univers lui-même et quels sont ses modes d'opération.

Les éléments originaux, à partir desquels tout est fabriqué, s'assemblent et se condensent selon les lois qui régissent l'acte spirituel de la manifestation. La croyance traditionnelle (et très répandue) est qu'un des effets secondaires de cette technique de Kuji-In rendrait possible l'influence sur certaines manifestations naturelles, comme le mouvement de la pluie et du vent. Cela dit, ces détails démontrent une fois de plus l'idée maîtresse qui est d'être « créateur ». Ne perdez pas de temps à tenter de faire pleuvoir à moins que cela ne soit nécessaire pour votre entraînement. Un véritable maître ne se préoccupe jamais, ou alors très rarement, de ce genre de détail. La technique ZAI est conçue pour nous remettre en contact avec notre capacité de créer. Ce n'est pas l'acte de manifester en lui-même qui nous importe ici. La méthode de manifestation suivra naturellement la réconciliation initiale de notre identité humaine avec son autorité Spirituelle. Pour l'instant, nous ne pouvons pas construire si nous n'avons pas les outils.

Vous ne savez jamais quand une révélation risque de se produire. Nous n'avons aucun contrôle humain sur ce genre d'événement spirituel. Faites le Kuji-In ZAI pendant que vous focalisez sur votre troisième œil, et prenez simplement contact avec les éléments libres de la création au niveau spirituel tout autant qu'avec leur contrepartie plus dense sur le plan physique et humain. Après une période de temps plus ou moins longue, qui dépend du niveau de votre point de vue que vous avez réussi à atteindre pendant vos pratiques, une révélation peut se montrer à vous, vous enseignant ainsi un peu plus sur vous-même et l'Univers.

Là où l'Humain et l'Esprit se Rencontrent

La compassion est notre capacité humaine de voir la leçon d'une expérience humaine douloureuse et, pendant que nous comprenons l'expérience en question, avoir de la compassion signifie que nous souhaitons supporter celui qui en est affligé et lui apporter du réconfort. Parfois, nous sommes cet être humain dans le besoin de confort et de compassion ; ainsi, nous pouvons offrir de la compassion à notre propre cœur lors d'une situation douloureuse. Ce processus est l'une des manières que nous avons trouvées afin de nous apporter un peu de confort à nous-mêmes, même si nous désirons résoudre la douleur en développant une compréhension correcte de la situation et en entreprenant une série d'actions rectificative.

L'émotion la plus pure et la plus élevée qu'un être humain puisse ressentir est la compassion, qui provient des expériences les plus sacrées de votre vie; lorsque vous parvenez à être dévoué à l'atteinte de ce qui existe d'absolument meilleur pour vous, d'un état d'Amour pur, vous ressentez l'émotion que l'on appelle compassion.

L'émotion la plus horrible, dense, dégradante, douloureuse, destructrice et sombre que l'Esprit peut ressentir est... la compassion.

La compassion est le point le plus bas pour l'Esprit, et le plus haut pour l'humain, et c'est à cette conjoncture que les deux entités fusionnent pour ne devenir qu'une seule. La compassion est donc la porte qui mène au pouvoir, le lien ultime entre le monde humain et Divin. C'est là, là où nous expérimentons de la compassion que les échanges entre notre humain et notre Esprit sont les plus puissants. Lorsque ce contact se produit, le puissant courant provenant de là-haut et d'ici bas se libèrent pour circuler librement dans les deux directions.

Du point de vue humain, la compassion est le point de vue où la douleur ne peut pas réellement exister, l'endroit où les sensations de douleurs et de plaisirs ne sont ni plus ni moins qu'une information à propos de notre expérience humaine. C'est l'endroit à partir duquel nous regardons la totalité de notre expérience humaine et ne voyons qu'une leçon d'amour. C'est de cet endroit qu'un être humain peut comprendre le point de vue d'un Esprit.

Pour l'Esprit, la compassion et l'endroit où la douleur peut possiblement exister, l'endroit où toute information peut-être ressentie grâce à notre expérience humaine et ainsi devenir teinté de la polarité du bien et du mal, du plaisir et de la douleur. C'est de cet endroit que l'Esprit peut saisir la totalité de l'expérience humaine et l'accueillir avec amour et compréhension.

Apprenez ce qu'est que d'avoir de la compassion. Apprenez à agir avec compassion. Exercez-vous à modifier votre point de vue de celui d'un être humain affligé vers celui compréhensif d'un Esprit, tout en continuant à poser des gestes concrets afin de résoudre certaines expériences humaines non désirées. Ne reniez pas votre propre douleur sous prétexte que vous êtes au-dessus d'elle. Changez simplement de point de vue et la douleur se transformera d'elle-même avec le temps.

ZEN

Philosophie de ZEN

Étape 1

La manière de vivre ZEN est tout un défi et exigera un bon moment de pratique avant que vous ne soyez suffisamment habile avec la technique. Toutefois, même vos tentatives initiales à pratiquer cette technique transformeront votre vie. La méditation est adéquate par elle-même, pour vous assister dans votre quête de prise de conscience des aspects spirituels de votre vie, afin que vous puissiez ressentir les énergies dans votre corps lorsque vous revenez de votre état méditatif.

Pratiquez souvent vos méditations. Vous devriez méditer quelques minutes après chaque pratique de Kuji-In. En fait, vous devriez considérer inclure la méditation à votre horaire quotidien, même si vous ne pouvez pas le faire plus que quelques minutes chaque jour. Plus vous méditez, plus rapidement se fera votre croissance. Méditez 10, 20 voire même 30 minutes à la fois. Exercez-vous à demeurer dans un état de méditation pour des périodes de plus en plus longues. Lorsque vous méditez, tenez votre position aussi longtemps que vous le pouvez sans porter attention aux petits inconforts physiques : démangeaison, crampes, chatouillements, etc.

Plus vous méditez, plus votre capacité de manifester ce que vous désirez sera puissante. Ainsi, lorsque vous retournez à un état d'éveil conscient, focalisez votre pensée sur les choses que vous désirez, ou sur les choses qui vous rendent heureux. Écarter cette règle peut transformer votre vie en un enfer sur terre, alors que l'appliquer peut faire de votre vie un véritable paradis.

Méditation fixe

La méditation fixe consiste à regarder une chose sans réellement la voir. La fixité peut être exécutée en focalisant sur un point evant vous, ou sur le plancher à quelques mètres de vous. Vous pouvez réciter un mantra mentalement afin de garder votre attention sur votre méditation et pour profiter des effets du mantra. Vous pouvez cesser de réciter le mantra à tout moment, dès que vous êtes certain de pouvoir maintenir un état d'inactivité mentale et votre regard fixé sur l'objet que vous avez choisi. Je recommande un mur vierge.

Un exemple simple de méditation fixe :

- Débutez avec une technique respiratoire de votre choix pendant 2 minutes.
- Utilisez un mantra mental de votre choix pendant 2 à 5 minutes.
- Exercez-vous à fixer, avec les yeux ouverts, sans utiliser de mantra, de 5 à 45 minutes. Aucun mot, aucune image.

Après avoir pratiqué pendant quelque temps, vous vous rendrez compte que votre conscience était dans un état altéré compte tenu du changement au niveau conscient que vous ressentez lorsque vous cessez de méditer. L'objectif ultime de la méditation est de transcender la conscience tout en demeurant conscient. Cependant, vous devez entraîner votre corps et votre mental à transcender la conscience une étape à la fois.

Le premier signe d'une méditation réussie est le sommeil qui survient naturellement lorsque vous vous détendez à un point tel que votre corps s'endort pendant que les énergies spirituelles entrent par vos canaux énergétiques. Votre corps s'endormira et vous ressentirez le sommeil lorsque vous reviendrez à un état conscient. Cela signifie que vous avez dormi, mais n'avez pas transcendé. Cela dit, c'est tout de même une bonne chose puisque c'est une partie normale de cette pratique. Faites ce que vous pouvez pour demeurer éveillé, mais le sommeil est inévitable les premières fois.

Après avoir pratiqué cet exercice pendant un certain temps, vous ne succomberez plus au sommeil. Vous pouvez perdre conscience pendant un court laps de temps, mais vous reviendrez à votre état de conscience corporelle et remarquerez que votre corps à maintenu sa position de lui-même. Vous vous rendrez compte également que vous ne vous sentez plus endormi. Le fait est que vous n'êtes pas tombé en état de sommeil, et vous ne vous réveillez pas non plus. Vous sentirez que la conscience est modifiée d'une certaine manière; vous vous sentirez léger, énergique et prêt à poursuivre vos tâches quotidiennes.

Vous serez bientôt à l'aise dans cet état de conscience altérée et vous deviendrez également de plus en plus conscient des sensations spirituelles dans votre corps physique. Éventuellement, vous pouvez remarquer que vous êtes réellement en état de conscience altéré, que vous avez ressenti les sensations spirituelles, mais vous n'avez pas perdu connaissance du tout pendant toute la durée de la méditation. Cela signifie que vous avez transcendé consciemment et que votre corps à subi de grands changements intérieurs. Vous alternerez probablement entre la transcendance consciente et inconsciente d'une méditation à l'autre, selon votre niveau de fatigue et votre état d'esprit. Ne vous en inquiétez pas, seuls les grands maîtres peuvent transcender consciemment à volonté.

Étape 2
La seconde étape de la manière ZEN est de vous maintenir dans cette attitude spirituelle pendant aussi longtemps que possible alors que, simultanément, vous demeurez pleinement conscient de votre réalité physique. Tentez de maintenir une attitude spirituelle dans chacune de vos actions, en tout temps.

Lorsque vous compléterez une méditation ou une technique spirituelle, tentez de demeurer dans cet état de conscience altérée issue de vos méditations, mais demeurez bien ancré dans votre corps physique autant que possible. Vous chercherez à garder une attitude permettant à votre Esprit d'habiter votre corps en tout temps. Ceci signifie que vous devez parvenir à un état de méditation tout en vous concentrant sur les tâches et gestes physiques concrets que vous devez exécuter. Bougez lentement au début, en répétant le mantra mentalement au besoin.

Vous pouvez vous sentir un peu étourdi de temps à autre. Vous pouvez également avoir l'impression étrange de ne pas appartenir à cette réalité. Vous pouvez vivre de courts moments d'intenses distractions ou même perdre connaissance de la réalité du plan physique pendant quelques secondes. Vous devez cultiver l'habitude de trouver qu'il est fantastique d'avoir un corps physique et de vivre dans ce monde, puisque c'est quelque chose de passablement difficile à faire lorsque vous transcendez. Voilà pourquoi vous devez être prudent et ne travailler avec cette technique que lorsque le moment et l'endroit sont appropriés.

Ne tentez pas de travailler sur une technique spirituelle ou méditative pendant que vous conduisez une voiture, ou lorsque le passage à un état de transcendance risquerait de blesser vous-même ou autrui. Ne pratiquez pas cette technique lorsque vous vous trouvez sur un chantier de construction. Ne la faites jamais au travail, car votre efficacité risquerait d'être amoindrie par une transcendance momentanée. Ne faites cette technique que pendant des moments où vous pouvez, de manière sécuritaire, perdre connaissance pendant quelques secondes. L'objectif ultime est de vous exercer à demeurer en transcendance spirituelle en tout temps, mais il est préférable de commencer avec l'environnement le plus sécuritaire possible et les moments les plus paisibles possible. Ne vous placez jamais en situation où quelqu'un, incluant vous-même, pourrait être blessé. Ne faites pas la technique non plus si vous êtes en compagnie de plusieurs personnes, ou lorsque vous risquez d'être jugé si vous transcendez en public. Gardez vos pratiques pour vous-même et appliquez cette technique lorsque les circonstances font en sorte qu'il est facile de le faire, à un moment et un endroit où il n'y aura aucune conséquence négative résultant des réactions possibles de votre corps et de votre mental.

Technique de ZEN

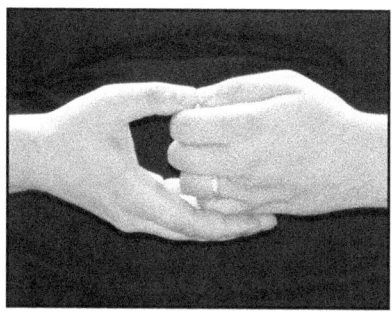

Appuyez vos jointures de la main gauche sur les doigts de la main droite, ouverte. Touchez délicatement le bout de vos deux pouces.

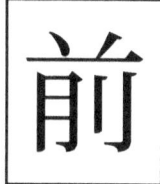

Chakra: Couronne
Mantra jp: On a ra ba sha no-o sowaka
Mantra sk: Om ah ra pa cha na dhi

Il est admis que votre système de chakras ainsi que votre canal énergétique central ressemblent énormément à un conduit permettant à l'énergie de circuler vers l'intérieur ou l'extérieur de votre système énergétique. Il est facile d'imaginer une série de tubes transportant de l'énergie vers nous et hors de nous. Nous pouvons conclure que, si quelque chose peut circuler dans ces conduits, ils doivent être vides, mais cette déduction erronée est le résultat de nos observations guindées qui nous sont disponibles suite à une interprétation provenant de données limitées par nos sens, limités également, de notre expérience, tout aussi limitée.

Votre système de chakras, ainsi que ce que nous appelons son canal, central ne sont pas des canaux du tout. La nature de votre système de chakras est largement supérieure à une simple série de fils et de tubes : en fait, votre système de chakras est fabriqué avec de la « conscience ». Il ne s'agit pas d'un corps physique, ni d'un boyau à travers lequel l'énergie circule; il s'agit d'un esprit conscient qui réside au cœur de votre corps.

Chaque chakra est un état de conscience qui est conçu afin de permettre d'échantillonner et de goûter différentes saveurs et expériences de la vie. Chaque chakra est un instrument de l'âme qui se prolonge dans notre corps physique afin que notre Esprit puisse expérimenter la vie à tous les niveaux. L'énergie résonne à travers les chakras davantage qu'elle ne circule en eux.

Par exemple, dans un haut-parleur, l'électricité est utilisée afin de faire vibrer un aimant, qui à son tour fait vibrer l'air, générant ainsi le son que nous entendons. Aucun électron ou autre composante de l'aimant ne se détachent pour se disperser afin que nous puissions entendre; ce que nous entendons sont en fait des vibrations tangibles. En ce qui concerne la vue, nous percevons les radiations photoélectriques émises par le soleil ou une ampoule électrique, mais aucun morceau de l'ampoule ni aucune particule d'hydrogène en fusion ne virevoltent autour de nous afin que nos puissent les attraper par un quelconque procédé. Nous voyons parce que nos yeux réagissent aux vibrations, la vibration des photons.

Il est exact de dire que l'énergie, sous forme de Qi, Jin et Shen, circule dans notre système énergétique, dans nos méridiens énergétiques. Il est également correct de dire que l'énergie circule dans nos chakras. Cela dit, nos chakras ne sont pas des tubes; ils ne sont pas creux, ni vides, pourtant ils ne sont pas pleins non plus, ce sont des niveaux de conscience.

La technique ZEN est simple. Pratiquez cette technique tout en portant votre attention sur la conscience en vous plutôt qu'à l'énergie dans votre corps.

Commencez cette technique en focalisant seulement sur votre respiration. Maintenez suffisamment de conscience mentale focalisée sur la technique afin de pouvoir suivre les mudras, mantras et mandalas, mais focalisez principalement sur votre respiration pendant quelques minutes.

Attirez votre attention sur la totalité de votre corps physique pendant quelques minutes supplémentaires, ensuite sur vos sentiments et vos émotions pendant quelques autres minutes. Si vous n'avez aucune sensation ni émotion (ce qui est bien, puisque vous êtes en paix) alors concentrez-vous sur le processus de ressentir votre corps mental. Continuez d'attirer votre attention sur votre activité mentale. N'encouragez pas de pensées en particulier, focalisez vos pensées simplement sur votre corps mental, le concept de ce qu'est l'action de penser, les procédés eux-mêmes.

Enfin, attirez votre attention sur votre conscience, votre esprit, votre âme ou n'importe quelle notion de votre existence spirituelle que vous puissiez comprendre. Laissez tomber graduellement, lentement, chacun des aspects de la technique de Kuji-In, l'un après l'autre. Cessez de faire le mudra et placez simplement vos mains sur vos cuisses en position de méditation. Répétez lentement le mantra, mentalement, et fixez le vide. Soyez conscient de vous-même en tant qu'Esprit. Devenez votre conscience et laissez vous transcender en méditation.

Ayant progressé à travers les différents niveaux de respiration, de conscience corporelle, de sensations et sentiments, de conscience mentale et de conscience spirituelle, vous avez ainsi gravi l'échelle de la conscience à travers les différents états de conscience de votre corps et de vous-même, jusqu'à ce que vous puissiez enfin louanger l'Esprit Divin que vous êtes.

Le Processus Méditation Kuji-In de 9 jours

Chaque jour pendant 9 jours consécutifs, approximativement à la même heure chaque jour, faites le rituel suivant en utilisant qu'un seul niveau de Kuji-In par jour :

- Technique de Qi-Gong active de votre choix, 2 minutes.
- Technique de respiration de l'Air et de l'Eau, 2 minutes.
- Technique d'invocation quotidienne de Kuji-In, 15-20 minutes.
- Revenez à votre état de conscience et contemplez en silence, 2 minutes.

Le premier jour, n'utilisez que la technique RIN. Le second jour, faites RIN seulement 3 fois et concentrez-vous ensuite rapidement sur la technique KYO. Le troisième jour, faites RIN 3 fois, KYO 3 fois puis focalisez sur la technique du TOH, et ainsi de suite jusqu'à ce que, le neuvième jour, vous fassiez chacune des techniques 3 fois pour finir par focaliser sur la technique ZEN. Faites chacune des techniques au meilleur de votre habileté.

L'étudiant expérimenté peut soit compléter le rituel deux fois par jour (matin et soirée), ou vous pouvez doubler le temps de pratique pour chacune des étapes. Ce processus de 9 jours vous initiera à un nouveau niveau de pratique et de compréhension du système entier du Kuji-In. En pratiquant chaque nuance des exercices d'écoute et de prière, vous verrez votre vie se transformer à vue d'œil. Vous deviendrez plus heureux et plus satisfait. En demeurant disponible à tout genre de savoir provenant de tous les niveaux, vous en apprendrez bien davantage que ce que vous pouvez percevoir avec vos cinq sens. Vous apprendrez simplement en écoutant, en regardant, en contemplant, en permettant à la vérité de se révéler à vous. Lorsque vous parvenez à ce niveau de développement, lorsque vous parlez, seules de belles expériences se produiront suite à ce que vous avez dit.

Le procédé de 63 heures d'auto-initiation au Kuji-in

L'expérience de Kuji-In ultime est habituellement passée à un étudiant dans le contexte d'une Initiation administrée sous la guidance d'un Maître. Cependant, il existe plusieurs étudiants qui n'ont pas accès à un Maître dans un Temple mais qui peuvent tout de même vivre l'expérience d'une Initiation. Afin de pouvoir vivre une Initiation véritable, l'étudiant doit apprendre à élever son énergie suffisamment afin de vivre l'expérience de transformation qui est une partie fondamentale d'une Initiation au Kuji-In authentique : il doit expérimenter le phénomène de révélation qui ne peut pas être exprimé en mots.

Cette expérience d'initiation ne devrait pas être essayée par un étudiant qui n'est pas encore pleinement à l'aise avec la totalité du système de Kuji-In. Toute tentative de précipiter un tel processus sera inutile. Cependant, pour ceux qui ont fait les efforts adéquats afin d'apprendre ces étapes, ce procédé de 63 heures produira une quantité d'énergie étonnante. Bien que le processus d'Initiation produira certainement les effets de transformation désirés, cette initiation intensive peut également manifester une multitude de réactions physiques inhabituelles chez l'étudiant. Elle ne devrait être vécue que si vous sentez réellement prêt pour une telle expérience. Vous devriez cesser le processus dès les premiers symptômes de douleur trop intense, perte de vision ou de l'ouïe (ne serait-ce que pendant un très court moment), vision trouble, ou si vous vivez une expérience réellement trop troublante ou douloureuse.

Lorsque vous commencez ce processus, soyez absolument certain que vous êtes dans un endroit sûr où vous ne serez pas dérangé pendant toute la durée de l'Initiation. Organisez l'espace dans lequel vous vivrez votre Initiation de manière à ne pas être blessé si vous tombez au sol. Ne soyez pas surpris si vous ressentez quelques petites décharges électriques, n'abandonnez pas non plus au moindre signe d'inconfort. Comprenez que tous vivent une expérience différente pendant une Initiation de Kuji-In. En fait, chaque étudiant vit quelque chose de totalement unique avec le processus entier de transformation du Kuji-In compte tenu de la diversité des traditions et des applications qui le composent.

Le processus est la simplicité même : Pratiquez RIN pendant 7 heures. Cela peut être réalisé en faisant le Kuji RIN une heure par jour pendant 7 jours consécutifs, ou 3 heures 30 minutes pendant 2 jours consécutifs, ou continuellement pendant 7 heures (la même journée). Une fois que vous aurez complété ce Kuji RIN comme prescrit, vous ferez de même pour KYO, TOH, SHA... jusqu'à ce que vous ayez complété l'entraînement de 63 heures de Kuji-In en entier, et ce, en moins de 63 jours.

Afin que ce procédé soit un succès, vous ne devriez pas omettre un seul jour de pratique pendant cette auto-initiation. Cependant, si vous commencez à ressentir des symptômes physiques trop inconfortables pour vous, ralentissez le rythme à une seule heure par jour. Si vous trouvez que même cela est trop difficile pour vous, vous n'êtes tout simplement pas encore prêt à vivre l'Initiation et vous devriez continuer à renforcer votre système énergétique au moyen de la pratique régulière. Lorsque vous vous sentirez mieux préparé, vous pourrez refaire le processus d'auto-Initiation quelques semaines plus tard.

Pour chacune de vos séances d'entraînement, faites :

- La méthode de Qi-Gong active de votre choix, 2 minutes.
- Technique de respiration d'Air et d'Énergie, 2 minutes.
- Technique d'invocation de Kuji-In
  (Durée déterminée selon votre plan).
- Contemplation de soi après votre pratique de la journée.

Conclusion: Autotransformation

Cela fait tout de même plusieurs années que nous nous comportons comme nous le faisons en ce moment. Cela fait encore plus longtemps que l'humanité a connu ses débuts. Des origines animales de notre corps jusqu'à l'affirmation prétentieuse que nous connaissons plusieurs grands secrets, la fondation génétique de notre vie humaine est encore énormément liée à notre façon d'agir et de réagir.

Il faudra une certaine dose d'effort, et de confort, avant de devenir réellement conscient de tout ce que nous sommes et de reprendre consciemment la maîtrise des expériences de nos propres vies, mais nous ne sommes pas seuls et nous ne sommes pas laissés à nous-mêmes sans ressources ni aide. Nous tenons fermement les outils qui nous serviront dans notre quête. Avec un équilibre d'application pratique et de contemplation de soi, nous réussirons à nous souvenir de qui nous sommes, en reconnaissant la vérité telle qu'elle nous est révélée de l'intérieur.

L'objectif de notre périple est de nous transformer nous-mêmes, en commençant par nos fondations les plus profondes, aux racines de notre existence, afin de nous affranchir de notre coquille charnelle et de nous redéfinir en tant qu'expérience glorieuse de l'Esprit. Pendant que nous avançons sur le chemin, la transformation ressemble étrangement au souvenir de ce que nous avons laissé derrière lorsque nous sommes devenus humains. Nous travaillons sans cesse pour sublimer les rouages internes de notre mental et de notre corps; pour accepter notre animal humain en tant que beauté de la création, bien que nous nous efforçons de nous rappeler de notre merveilleuse origine spirituelle.

Je prie afin que vous ayez le courage d'appliquer les techniques et la sagesse de persévérer suffisamment longtemps pour que vous soient révélés les trésors qu'elles recèlent. Je prie afin que vous vous trouviez vous-même, afin que vous vous souveniez de qui vous êtes, et que vous vous regardiez en tant qu'un être magnifique créé au moment de votre propre origine.

Soyez bénis, chercheuses et chercheurs de la vérité,

François Lépine

Ceux qui désirent en apprendre davantage sur le Kuji-In apprécieront la poursuite de leurs études grâce au livre Maîtrise du Kuji-In : Le Pouvoir de Manifestation, où l'étudiant apprend à utiliser ses corps spirituels et ses systèmes énergétiques afin de manifester ses désirs et de s'élever lui-même spirituellement.

Pour plus d'information, visitez http://www.kujiin.com

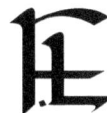

www.ingramcontent.com/pod-product-compliance
Lightning Source LLC
Chambersburg PA
CBHW052134300426
44116CB00010B/1893